医療は敵か味方か

ある勤務医からの発信

阿部礼司
Abe Reishi

文芸社

はじめに

最近の新聞や週刊誌、テレビなどの報道を見ていると、医療関係者はなんて悪いやつらばかりなのだろうと思われても仕方がない医療トラブルが多発している。いつからそんなに悪くなったのだろう。皆悪いやつらなのだろうか。

昔は良かったのだろうか。悪い医者が増えているのだろうか。質の悪い看護師が増えているのだろうか。医療トラブルとはいったい何なのか。医療トラブルの当事者は難しい手術や治療を成功させて患者を助けたことはないのだろうか。断片的な報道からは、客観的なことは見えてこない。

報道が多くなったことと、医療の質の変化は関係があるのだろうか。昔は報道されないだけだったのではないだろうか。皆が知りたいところである。

ところが、医療側からの情報発信者は少ない。医師はたいてい自分の専門を診ることで精一杯である。地域医療という、患者に身近な医療全体を見渡して情報を発信することは不可能である。また、地域医療全体を見渡せるほどの医師は、迂闊には情報を発信しないであろう。

その点、私はつくづく愚かである。こんな本を書いてしまうとは。医師会という集団の一員であるなら、こんな本を書かずに穏健に過ごせばいいのにと、キーボードを叩きながらもつくづく考えるのである。

この「愚医」に、次の三つの条件が重なってしまったために出来上がったのが、この本である。

(1)たまたま、地域医療を見渡せる見晴らしの良いポジションについてしまった

(2)分別がつくにはまだ若く、いわゆる〝偉い人〟ではなかったこと

(3)市民に情報公開することが必要だと考えていること

である。

たまたま三十歳代半ばで当時十人余りの医師が所属する科の科長となり、医師会、学会の役員をし、地域で癌末期患者の緩和医療のシステム構築に参画した。この中でいろいろなことが見えてきた。あと十年、歳をとっていれば、この本は書かなかった

だろう。しかし、悪化しつつある医療をとりまく状況を見るにつけ、医療と市民の距離が離れ、病気に立ち向かう前に医療と市民が仲間割れをおこしているように見えてしまう。医療、とくに地域医療の台所事情を市民がある程度了解しておくべきなのではないだろうかと考える。そこから何をすべきなのかが始まるのではないだろうか。

この本で出てくる地域医療とは、すべからく身近な医療のことである。

二年ほど前、身近に医療トラブルがあり、新聞でも報道された。患者のこうむった苦痛に対して本当に申し訳ないと思っている。そして、医療者として、診療科の責任者としてその時の苦しみもまた地獄の苦しみそのもので、煩悶の日々を過ごした。私自身を含めた医療というものを憎悪し、嫌悪し、自分の人生を含めた全てのものを破棄したいとまで願った。この凄惨たる過程を経ていきついた結論は、情報公開を積極的に行なうことにより、医療問題の全ての人々による共有が必要だということである。

医療は人々の病を治し、患者を癒すものであるけれど、市民にとっても医療者にとっても実に危険に満ちあふれたものでもある。身近にある医療とは何なのか、新聞その他で報道される断片的な形ではなく、なるべく感情的にならずに総体的に考えよう。医療の中心にある病院で何が起こっているのか。医師とは何か。反省すべきは何か、主張すべきは何か明らかにする必要がある。

情報の少ないことが多くの問題の根源である。情報公開は、大きな目で見ると、医療する側にも、される側にも全ての権利と安全を確保するものなのだ。そして、そのために必要な義務を明らかにするものである。情報公開をもっと積極的に行なうべきである。情報の内容はさまざまある。情報の手段もさまざまある。そして何より、情報公開への姿勢がさまざまである。情報公開への流れにあることは確かである。あとはどう取り組むかである。

医療は敵か味方か●目次

はじめに……3
第1章　市民参加型の医療へ……13
市民参加型医療……14
医療という特殊性……18
情報公開……23
医者と患者の距離……26
第2章　地域医療の素顔(1)……29
公立病院と地域医療……30
公立病院と救急医療……35
病院医師の勤務時間……39
医師の給与……42
医療者の危険……46

第3章　末期癌患者の医療 49
末期癌患者をめぐって 50
なぜ、内科医が緩和医療なのか 61
在宅緩和ケアを始めて 64
明るい緩和医療 71

第4章　医療以外の医師の仕事 75
看護学校講議 76
学校検診 79
学会、研究会 81

第5章　医療トラブル 85
医療ミスと偶発症、合併症 86
投書 90

第6章　地域医療の素顔⑵……95
研修医……96
女医さん大幅増……102
看護師……105
開業……110
医師の仕事はクリエイティブか……115
第7章　医師会勤務医部の試み……117
企画⑴　病病連携、病診連携懇話会……118
企画⑵　市民フォーラム「今、癌終末期医療を考える」……120
企画⑶　市民フォーラム「市民参加型医療へのプロローグ」……123
第8章　病気と健康……125
病気になるということ……126

病は気から、気は病から……128
健康食品……130

第9章　これからの医療……135
医療へ吹く風……136
医師を志す人へ……139

付録　非名医的私的生き方論……142

あとがき……146

第1章 市民参加型の医療へ

◆市民参加型医療

市民参加型医療への転換が必要であると思う。リンカーンが「人民の人民による人民のための政治」と言ったように、「市民の市民による市民のための医療」が必要である。ややもすると「市民の医師による医師のための医療」になっている。医療は専門知識と専門技術が不可欠なので「市民の市民と医師による市民のための医療」がベストになる。

「先生に全てお任せします」とか「患者は口を出さなくていい」といった、お任せする、任せろといった〝お任せ医療〟が医療を分からなくさせている元凶の一つと考えてよい。医療の技術とか知識は、実に専門的である。日々の進歩もあり、その専門でなければ、医師であっても内容が分からないことがよくある。たとえば内科の医師は、眼科の最先端の治療はほとんど分からない。市民からすればなおいっそうのこと分からない内容である。いきおい〝お任せ医療〟になるのだが、多少時間がかかったり、手間がかかっても医師が説明し患者の同意を得るというインフォームド・コンセントが必要不可欠である。インフォームド・コンセントがなければ、医療の改善は望めないに等しい。緊急を要し、インフォームド・コンセントの時間の猶予がない場合もあるので、ケース・バイ・ケースで対応するといったことも事前に決めておく必要がある。

検査、治療といった医療を行なう前に、患者の病名、病態を分かるところまで説明する。終了した検査でどこまで医学的に分かって、どのようなことがどのくらいの確率で推測されるのか説明する。専門的な内容になることが多いので、説明された患者、家族がどこまで理解して、どこが理解できないのかを明らかにしておく。患者、家族が質問しやすい雰囲気を保ち、理解できない部分をできるだけ少なくするようにする。

次に、検査と治療の方針の決定に移る。どのような目的（効果が期待できるか）で行なうか、またどのような偶発症、合併症がどのくらいの頻度で起きる危険があるかを説明する。同じ病態であっても、検査と治療の選択肢、組み合わせは幾通りもあるので、医師は客観的な助言を行ない、患者、家族が効果と危険を考慮して、医師と患者、家族が協同して検査、治療の方針を決定する。これが決定権を「シェア」（分かち合う）することになる。検査、治療は患者のために行なわれるものであるから、結果的に良い効果がもたらされることの方が多いが、良い効果が期待したほどみられない場合もある。また、かえって容態が悪くなることも充分あり得る。充分に患者、家族が納得し、両者が決定権を「シェア」したものは、検査、治療の結果が良好な場合、医師、患者、家族が喜びを「シェア」し、残念ながら良好な結果を得られなかった場合も、その結果を「シェア」する。

このような、全体をとおして医師と患者、家族が対等になることが望ましいと考えている。決定権を「シェア」し、結果責任をも「シェア」する前提がなければ、正当な医療ができないだろう。

権利と結果を「シェア」するという考え方は、堅苦しく言うと「契約」とも言えるが、医療というサービス業においては一般的には浸透していない。自動車や冷蔵庫などの高価なものを買う時は、買う時に保証書を取り交わすが、医療という、「物」よりずっと大事な医療サービスの授受においては「契約」は明確に行なわれていない。その理由として、医療は神聖なものであること、未知の部分が多いこと、緊急を要する場合があること、などが挙げられる。医療は正に「腫物」であり、「シェア」とか「契約」などを持ち出すと、それに「触る」ことになりかねないのでは、という底知れぬ不安があるのも事実である。

◆医療という特殊性

市民は常に医療に関心があるし、医療は常に市民に評価されている。医療の話題性は、地域や職種や年齢を問わず高いと言える。医療費の負担増であるとか、医療ミスの話題であるとか、新薬や新技術の開発は話題性が高い。政治や経済が大事だということは分かっていても、どこか遠い国の他人のことのように感じることはないだろうか。

医療は一部政治であり経済でもあるが、市民にはとりわけ関心が高い。一般に政治や経済では、状況が変わっても悪化と改善をある周期で繰り返すものであり、それを理解していれば市民個人が直接影響を受けるものではなく、状況が悪い時期はそれなりに生きていくしかない。がまんしていれば、良い時もやがてくる。ところが医療となると、自分や家族の誰かが一人ぐらい病院に通院中であったり、入院中であるという現在進行形で存在する。医療上で何かあれば影響をすぐに大きく受けてしまう。医療の特殊性は、受ける「主体（患者）の時間の非代替性」と「侵襲性」にあると思う。そのための重大性がある。主体の「非代替性」とは、いかなる人も自分の健康という、「主体の恒常性」が必要ということである。行動したり、考えたりすることが、全て自分という主体から発せられるものであるため、主体がそのようなことを可能にするための恒常性が必要である。そしてその「主体の恒常性」は、生身の身体そのものであるため、あらゆる危険にいつも曝されている。

自分の体調が悪い時、今日は大事な会議があるので、代わりに友達に病院に行って診察を受けるように頼むわけにはいかない。ぜひとも完成させたい夢や仕事があるので、末期癌に二年先まで待ってもらうなどということはできない。だから、自分という主体を他のもので代替することはできず、健康はおかされてもかまわないが、お金をもらえればいいということにもならない。お金を使うにも自分の健康が必要になる。高価なバッグがなくなっても、お金を出せば、またバッグは買えるが、健康はお金で買い戻すことができない。他の人や物やお金に代替することはできず、時期も先延ばししたりして代替することができない。したがって医療はあらゆることの基本である「主体の恒常性」に密接な関係がある。

医療にはさらに、検査や治療をするために人体に間接的、直接的に影響を与える可能性があるという「侵襲性」の問題がある。検査や治療を受けたために、むしろ健康が害されるという危険性を内包している。そして、その危険性は原始時代の「呪術が医療」であった頃から、江戸時代の「薬草を煎じて飲ませていた」時代を経て、現代の「高度医療」のもとでも高じる一方である。今まで手のつけられなかった癌にまで根治性を見出すためなどに、人々の期待を受けながらも、その「侵襲性」は増大してきている。

野球にたとえるならば、昔は打力がないためバットを振らずフォアボールで出塁を狙っていたのに、現代は三振や凡打の可能性もあるがホームランバッターが出現したということになる。昔は強い相手には勝てなかったが、時には強い相手でも勝てるようになったわけである。そして、癌にかかった状況のような、昔は手も足も出ない状況で、今は一発逆転のホームランを打てるようになったということができる。しかし、三振で一気にゲームセットになることも考えなければいけなくなった。

これらの重大性を多く抱えるため、病院内にはいつも張り詰めた緊張感がある。患者は常に自分に関わる医療に最良の「知識と技術」を期待する。

しかし、実を言うと、最良の「知識と技術」を期待しているのではなくて、つまりプロセス（過程）を期待するのではなくて、最良の「結果」を要求しているのである。何だか分からない説明が明解であろうがなかろうが、患者は元気に退院すれば感謝をし、そうでなければ不信感を抱くのである。難病を数多く治療した評判の良い医療機関であっても、その患者が受けた医療の結果がだめならばだめなのである。医療の質に問題がなくても結果がだめならばだめなのである。だから、製造業では数千個のなかに幾つかの不良品が出るとしても、医療は数千人の患者の中に一人でも「良い結果」が得られなかった患者がいたらだめということになる。数多くの仕事の過程において「良い結果」が得られないことがあるというのは、一般的にはあり得ることである。

「良い結果」が得られない場合、病院はことさらに緊張する。一般製造業の不良品はお取り替えすることができるが、医療は一度なされるとお取り替えできない。人間は間違いを犯すが、医師は間違いを許されない状況にある。医師免許を取ってから引退まで、間違ってはいけない、間違いはないはずだと考えられる異常な職種と言える。

しかし、本当は、こういうミスやニアミスもあるんだということも言える社会であるべきなのだ。医師は誰でも〝人間だから〟自分がミスを犯し得ることを理解している。だが一般論で、「医師は人間なのでミスを犯す危険は避けられない」とは言えるが、「自分も人間なので、ミスをします、しました」とは言いにくい。言うことを許してもらえない状況にある。間違いを起こすはずはないという「神」に祀り上げられ、ミスを犯したと分かった途端に「人間以下」に貶《おとし》められる。それが医療の側面の一つなのである。

◆情報公開

医療が分からなくなってきたもう一つの要因は、情報公開が進まなかったということである。最近まで、医療機関の宣伝が著しく制限されていた。施行している医療の内容を細かく新聞に載せたりすることはできなかった。専門医、認定医などの資格を、どの分野でもっているのかも広告できなかった。

患者の側に立ってみればいかにも不親切な話である。自分の病気をどこで診てもらえばよいか分からない。とりあえず受診してみたら、別の医療機関に紹介されたとか、あとで聞いたら、他の病院の方が適していたことが分かった、ということがある。

内科を標榜していても、内科は消化器、循環器、呼吸器、腎臓、膠原病、糖尿病、内分泌、神経内科などに分かれていて、消化器はさらに上部消化管、下部消化管、肝臓、胆囊、胆管、膵臓に分かれている。さらに、上部消化管にも特殊な技術がいくつかある。循環器を標榜している開業医でも、開業前は病院の消化器科にいたという場合もある。だから、心電図を読めるというレベルから心臓のエコー検査ができるレベル、心筋梗塞のカテーテル治療ができるというレベルまでいろいろである。

ところが、広告に標榜科の重みづけをする内容を付加できなかった。同じ標榜科であっても、医者の数だけ、得意分野、レベルはいろいろなのである。もちろん、開業医などの診療所医師は、異常所見を早く見つけて専門病院に紹介するというプライマリ・ケアを担っているのだから、心臓カテーテル検査ができる必要はまったくない。

これから大事なのは、患者が分かるような具体的な診療内容を容易に入手できるようにするということである。インターネットでも、ガイドブックでもよい。どういう手技が得意なのか、検査、治療機器は何があるのか、どのようなトレーニングを受けてきたのか、どのような病院に勤めてきたのか、経験年数は何年なのか、認定医、専門医は何を専門としているのか、年間の検査、治療件数はどのくらいなのか、どの疾患をどのくらい診ているのか、検査、治療の合併症はどのくらいか……ということが分かると市民は自分の行くべき診療所、病院が分かる。

これに、担当医師のコメントを載せてもよいと思う。確かに病院、医院の営業に関わることであるし、医師そのもののプライバシーを侵害することにもなるかもしれないが、患者の権利を考えると情報の重要性は否定できない。ある程度の公開は避けられないだろう。

そして宣伝が行き過ぎにならないように、第三者による評価が必要になる。定期的に評価して、内容に妥当性がなければ是正する。しかし、できないことを宣伝すれば、医療機関そのものが困窮する結果になるであろう。

◆医者と患者の距離

医者と市民の距離はいまだにはるかに遠い。そして最近、その距離の〝質〟が変化してきている。市民からすると昔は「尊敬」という遠さがあったが、今は「油断ならない」という遠さがあるのではないか。昔は神様、今はただの人。また、医師の少ない過疎部では、医師は大切に扱われ、都市部では何かすると仇のように扱われる。医療資源の少ないところでは希少価値があり、多いところでは希少価値がないということである。十年昔と今では医師の扱いが違うが、むしろ昔の方が今より医師の態度がぞんざいで、市民意識が熟成されていなかった分、表に出てこないトラブルのもとがあったのではないかと思う。時代が変わろうとも、病院が都市部にあろうとも、医師は医師であることに変わりなく、まず何より人間である。人並みに喜怒哀楽があり、虚栄心があり、物欲があり、恥を知り、臆病である。

市民と医師がもっとざっくばらんに付き合っていいのではないか。自分のかかりつけ医のこともあまり知らないことが多いのではないだろうか。何が好きで嫌いか。ゴルフが好きだとか、愛妻家であるとか、人間であることに付随してくる人間臭さが出てくるような会話がたまには診療の合間にあってもよいのではないかと思う。医師への必要以上の尊敬は不要である。確かに、本当に尊敬に価する医師もいるので、そういう医師を尊敬すればいい。また、医師の側は偉ぶることもないし、尊敬されないからといって怒ることもない。

患者との距離をとりたいと思う医者は多いかもしれない。一方、患者からすれば、崇高な医者に診てもらいたいという希望もあるだろう。しかし、すでに医者のほとんどが崇高でないと分かっている。それは正解で、崇高な医者は少ない。間違いなく私も崇高でない医者の一人である。崇高という定義もあいまいだが。

散髪屋とお客さんぐらいの仲でよいのではないか。「先生」と連呼され、おだてられれば気分は悪くないが、これからはいっそう「先生」が白々しく聞こえる時代が来るだろう。

第2章

地域医療の素顔(1)

◆公立病院と地域医療

地域医療を考える場合、大事なのはそれが大都市の話なのか、中都市の話なのか、へき地の話なのかということである。都市部と医療過疎部ということでは論じられることがあると思うが、さらに大都市なのかそれより小さい中都市なのかで大違いである。つまり、中、大病院が、患者獲得を目指してしのぎを削って複数存在し、公立病院までその競争に参加している大都市か、あるいは地域中核病院が唯一の病院に等しい小中都市なのかで、地域医療の話が天と地ほども違ってくるのである。

いくつもの病院が林立する大都市では、各々の病院が特色を出し、他より優れていることを宣伝する。良い医療機関という評判を獲得するための診療所を交えての自由競争がある。患者は病院を評価し、自分が納得した病院に受診する。フリーアクセス（患者が自由に好きな診療所、病院の診療を選択できる）のメリットが患者にもたらされる地域と言うことができる。

一方、地域中核病院が唯一の病院に等しい小中都市ではどうだろうか。フリーアクセスによる自由競争になると、大病院志向の現世においては病院の一人勝ちということになる。本当に一人「勝ち」かと言うと、そうはならない。中都市とは言え、かなりの数の患者がいる。外来にも入院にもたくさんの患者が来る。過度の患者集中により、機能が麻痺してしまう。

中都市とは言え、公立中核病院は二次救急、高度医療を担当し、こなしていくのに精一杯の設備と医師数なのである。県に一つ二つある高次救急に全て搬送するわけにもいかない。高次医療と言っても、本当に限られた医療以外は全て地域中核病院で請け負う運命にある。何から何まで県庁所在地にある大病院に患者を送っていたら、患者、家族の精神的、経済的負担が大きくなってしまう。つまり、地域中核病院は地域医療の防波堤のような役割があると言える。地域に高度医療を担う病院が一つ二つしかない場合、二次救急の患者がひっきりなしに搬送され、高度医療が昼休みもなく、夕方まで次から次へと行なわれていく。したがって、はっきり言って慢性の軽症の疾患（軽症の高血圧、糖尿病、胃炎）、あるいは風邪の患者を診察する時間がなくなるのは分かっていただける道理だと思う。風邪の患者の診察を十人こなしているうちに、診療所から搬送されてきた吐血の患者の緊急内視鏡検査ができずに救命できなかったということが起きれば、やはり何かを改善しなければならないということになる。

病院の病床数は勝手に増やすことができない。いろいろなしばりがあり、患者の数が多いからといって増床することは非常に難しい問題なのである。それにしたがって、ただでさえ充足数を満たすことが困難な医師数も増やすことができないわけである。病院の設備と医師を含めたスタッフを地域の「医療資源」と見ると、この限られた「医療資源」を有効活用することを考えなければならない。大都市の「医療資源」が豊かな地域と同じ思考で、全ての地域医療を考えてはいけないというのはこのことなのである。

地域の中には、たくさんの診療所があり、これも「医療資源」であり、風邪の患者、軽症慢性疾患の患者を診ることができる。防波堤としての地域中核病院を決壊させないためには、病院と診療所が「医療資源」として連携（病診連携と言う）し、役割を分担することが必要になる。

しかし、病院、診療所がいくら病診連携を心掛けていても、患者が自由に病院を志向するような純粋なフリーアクセスが是正されなければ、地域中核病院は決壊することになるだろう。

問題は、患者の自由を制限できるのかということになる。患者の、病気を治したいという意志は最も尊重されなければならないものだからである。自分が納得した医療を受ける権利は、やはり束縛されるべきものではないと思う。あまり患者には知られていないが、病院と診療所とでは初診料に差がある。やはり、経済的なメリット、デメリットと組み合わせるほかないのか、仕方がないと思いつつも疑問が残るところである。

風邪で具合が悪い患者にとっては、一刻も早く病気を治してほしいと考えるのが人情であるが、自分が吐血や心筋梗塞で、すぐにでも緊急内視鏡検査、心臓カテーテル検査を受けなければならないとしたら、医師に風邪の患者を放ってでもすぐに自分の検査をしてほしいと思うのも人情である。ここらあたりの折り合いがつかないと、なかなか先が見えてこない問題である。市民への啓蒙も行なわれているが、答えがすぐ見つかるものではない。

◆公立病院と救急医療

市民が思い描く望ましい救急医療体制とは、小児科であろうが、整形外科であろうが、循環器科であろうが、三百六十五日二十四時間、いつも専門医が救急病院にいて適切に治療してもらえる状態と考えられる。さらに複数の医師によるチーム医療が必要な病気となれば、充分な医師数が待機している、あるいはすぐに集まれるということになるだろう。夜間、休日も関係なく、そういった対応ができる体制ということになると思う。そうであれば、確かに安心であろう。救急病院がたくさんある大都市では、その中に専門医を探すこともできるに違いない。また、医師の数が百人を超える大病院では各診療科が待機、診療する医師を整備することができるかもしれない。

しかし、小中都市の地域中核病院では医師数は三十人余りで、診療科によっては常勤医師が一人である。となると、三百六十五日二十四時間専門医が病院にいるという体制をとるとなるとこれはもう、医師は病院から一歩たりとも出られない。あるいは、市内から出られないことになる。二人いても、これが二分の一になるだけである。

よく、救急センターをつくりましょうという話が出る。そのための医師を増員し配属されれば人員的には問題が少ないと思う。しかし、実際には救急センターは病院に併設されることが多く、救急センターができる前と同じ人数の医師が救急センターで診療することになる。建物や設備は整備されるが、市民が本当に望んでいる、いつでも専門医が診察するという人的整備が行なわれるわけではない。これは、医師不足が続いているということと、日本の今の、患者をたくさん診て診療報酬はこれだけという制度の中では採算が合わないからである。

では、現行の多くの地域中核病院の休日、夜間の救急体制がどのようになっているかと言うと、病院全体で一、二人の日直、当直の医師がいて、小児科から整形外科から消化器科まで、まず日直、当直医が最初に診察する。その中でどうしても専門医の診察が必要と判断された患者についてのみ専門医に連絡、診察してもらうということになっている。たとえばどの科でも二十四時間三百六十五日、専門医が病院に待機しようとすると、一つの診療科に三、四人の医師でも間に合わないのだが、大抵の病院では一人か二人の診療科が複数あるのが普通である。

さらに、救急医療には一次救急、二次救急、高次救急と重症度に応じて、診療所、地域中核病院、高次救急センターが機能を分担することになっているが、実際には高次救急センターに風邪の患者が多数直接受診している。また、一次救急を担当する診療所は土曜、日曜の当番医を地域で決めてはいるが、充分機能しているとは言えないと思う。これは、新聞などで当番医が分かっても、必ずしも患者に便のよい場所にあるわけではないこと、また場所が分からないこともある。二次救急も輪番制になってはいるが、公立の地域中核病院の比率が突出的に大きいと言わざるを得ないだろう。輪番病院の日になっていようが、そうでなかろうが、直接受診、一次救急から搬送される患者の数は大差ない。

だから、診療所が一次救急をある程度担っていることは否定しないが、全体として公立の地域中核病院が一次救急、二次救急を担当して、高次救急センターが一次救急、二次救急、高次救急全てを担当しているのが現状である。このため、二次救急は一次救急にも、高次救急センターは一次救急、二次救急にも前出の限られた人員の中で対応していることになる。

これは、患者が診療所、地域中核病院、高次救急センターのどの医療機関にもフリーアクセスできるということからきているが、元来の二次救急、高次救急の業務に支障が出てくる可能性があり、問題である。できるだけ大きな医療機関に診てもらった方が安心であるという患者の心理からすれば当然の帰結であるが、救急医療を大きな流れで見た場合、機能不全につながる危険がある。

原因として、救急医療の機能分担を充分市民に啓蒙できていないことなどが挙げられるが、抜本的な改善の動きは出ていない。諸外国のようにホームドクターとしての「かかりつけ医」が定着していない、一次救急、二次救急を患者に強く指導するような、クールな対応がとりにくいという日本の風土と切り離して考えることができないと思う。

◆病院医師の勤務時間

勤務時間の規定はあってないようなものである。一般的に仕事は、週何日出勤で平日は午前何時から午後何時まで勤務、というのが大体決まっているはずである。交替制の勤務では、午後何時から翌朝何時まで勤務ということもあるだろう。

病院医師の場合は一応は午前八時三十分から午後五時までと決まっているが、それは病院の中に必ずいる時間を指しているだけである。私を含めた何人かの医師は、朝七時出勤し、書類（診断書、入院証明書、ドックまとめ、介護保険意見書、病院内の労災診断書、障害者診断書、退院時書けなかった退院時総括などなど）を書き、午前は十本近く開業医その他からの電話を受けつつ外来診察をし、午後の検査、治療へとなだれ込む、という生活をしている。昼食の時間は十分しかないが、食べられるだけマシである。研修医の中には電子手帳で私のスケジュール管理をしてくれる、ありがたい人もいる。一歩間違えれば医療訴訟というような検査、治療を分単位で行ない午後八時になる。

受け持ちの入院患者や救急患者がいるということは、常に仕事が発生する可能性があるということになる。実際に診療などの仕事が発生しなくとも、ポケットベルを所持して待機している。さらには、待機しているということは、呼ばれたらすぐに病院に行ける距離にいなければいけないということにもなる。他の職種の人でも、緊急対応時のために携帯電話を持っている場合があると思うが、緊急対応の頻度は医師がはるかに多いだろう。

救急の診療のために病院の当直、日直の当番が月三、四回あてられる。さらに、診療科ごとの当番がある。当直には、次の日に代休が認められているが、実際には、外来診療をそのために休診にすることはできないので、代休はとれない。日直については代休はない。また、病院の当直、日直には、報酬が出るが、診療科で決めた待機の当番には、市外に出かけられないのにまったく報酬は出ない。呼ばれて診療して初めて報酬が出る。連絡を受けて、電話で何回指示を出しても報酬は出ない。

では、実際のところ医師はどのくらいの時間働くのかというと、分からないくらい働いているというのが正しい。患者がいるかぎり、エンドレスである。患者の容態が不安定で何日も病院の医局に寝泊まりし、一週間家に帰れないということも実際にある。したがって、労働基準法で定める、労働時間内には実際のところおさまらない。

◆医師の給与

医師の給与は高いと言われるが、そういう場合もあるし、そうでない場合もある。卒業後の年数や進路でまったく異なってくる。大学医学部卒業後の一般的な臨床医の進路を考えてみよう。まず、研修病院に二~三年勤務し、大学院や研究生として大学医局に四~十年所属し、医局関連病院（一般病院）に赴任するというのが大多数である。研修病院の給与は、病院によって差が大きい。月十万前後のところもあれば五十万以上のところもある。

最も辛いのは大学病院の医局在籍時である。大学院生は当然、大学から給料は出ない。研究生もしかりである。入局後四~六年ぐらいしてから医員になると給料が出る。大抵の医師は、四~六年しか大学の医局にいないから、大学病院の医局在籍時はほとんど無給で通すことになる。したがって、大学病院の研修医、研究生、大学院生は生活費を得るために他の病院、診療所の当直や診療などのアルバイト（診療応援）に行かざるを得ない。

医師として、安定した給料が貰えるようになるのは、大学卒業後十数年した、年齢で言えば三十二～三十四歳ぐらいの一般病院に赴任になってからである。

大学病院の医局在籍時の診療応援は大学病院の勤務が終わってからの場合もあれば、土曜日、日曜日に休みを返上して行く場合もある。平日の場合は、大学病院の診療を他の医師にお願いして肩身が狭い。研修医としての身分があれば、わずかながら給料が出るが、研修が終わった大学院生、研究生は、給料どころか年間三十～七十万の授業料を払わなくてはならない。生活の保障も福利厚生もないに等しい。医師国保と言われる保険料を払い、何から何まで全て自分の財布から出ていく。この間、結婚、出産時期と年代的に重なり、子どもの養育費、学費も不安定な収入から出ていく。研修病院でためた、わずかな貯金が、いつの間にか消えてしまう。それで間に合わず、親からの援助が必要になる場合もある。

私は大学院在籍時に、不注意で左下肢の筋断裂のため、股の付け根から足先まで一ヵ月と少し石膏ギプスで固定せざるを得ない状態になってしまったことがあった。自分の不注意のためとは言え、バイトに行かなければ大学院の学費、生活費を払うことができないという状況に陥ってしまった。日中は、松葉杖をつきながら大学で研究、診療し、土日は遠い診療応援の病院に、さながら這いつくばるように出かけていった。パソコンを入れたバッグを首からぶらさげ、松葉杖をつきつき人波をかき分け、駅の階段はけんけんだったが、本当に辛かった。現在は徐々に改善されているが、こんな体験がもとで、駅は身障者にとって辛いところだと初めて知った。

大学院生や研究生などにならなくてもよいのではないかと思われるかもしれないが、ほとんどの医師が医学博士を取得している現状においては、若くして博士号をとらないことを決断するのは難しい。

一般病院に就職する頃は、三十歳をとうに過ぎている。だいたい三十二～三十四歳ぐらいだろうか。それまでに、予備校、大学、大学院に払う学費は相当なものになる。もし一般病院に就職して十年いてから開業しようと思ったとしよう。勤続年数が十年では、退職金はほとんど出ない。仮に三十三歳で公立病院に就職し、四十三歳で開業したとすると、退職金は某県の規定では本俸に七・五を乗じた金額になる。ようやく病院に勤務しても、医師の給与は本俸の割合が少なく、実際の給与の半分以下で、退職金はとても人前で話せる金額にはならない。

さらに、開業しようとすると診療所の建設、医療機器の購入で一億円から二億円の資金を用意しなければならず、膨大な借金を背負い込まなければならない。開業してから、借金を返していくわけだが、病気にでもなったら万事休すである。給与、退職金は勤続年数が大きく影響するけれど、現行のシステムでは、三十二～三十四歳前に一般病院に落ち着いて就職することは不可能である。

◆医療者の危険

医療に従事するということには、危険が伴う。医療訴訟を起こされる危険もあるが、ここでは診療の現場の話をする。病院の中は、一般の市内より病原菌の密度が濃い。当たり前である。肺炎になったり、肝炎になったり病原菌による疾病をかかえて患者が集まる場所だからである。空気感染するもの、咳などで飛沫感染するもの、血液、体液から感染するものなど全てが病院を目指してやってくる。

院内感染とは、患者から患者への感染と、患者から医療者（看護師、医師など）への感染を指す。患者は抵抗力が弱まっていて、健常者なら発症しない感染症を発症するという重大性がある。また、医療者には、抵抗力が減じていないのにもかかわらず、一度感染すると一生を一変させてしまうような感染症がある。

たとえば、C型肝炎は血液感染するものであるが、患者に使った注射針を過って医師や看護師が自分の指に刺したりして感染する。C型肝炎は一度感染すると、ウイルスは体からなかなか出ていかない。初めは症状は出ないことが多いが、二十年から三十年かけて確実に体を蝕《むしば》み、肝硬変から、肝臓癌を発症してくる。その間、食道静脈瘤からの出血で吐血したり、腹水がたまったり、肝性脳症を起こしたりする。C型肝炎の予防注射はなく、感染してからのウイルスの駆除も確実にできる方法は今のところない。感染が分かると、インターフェロン治療も試されるが、効果がない場合は、経過観察にて肝臓癌の早期発見、治療、また食道静脈瘤の検査、治療が主体になる。ミゼラブルな病気である。エイズなども血液、体液を介して感染するが、患者の血液を全て調べているわけではないので、目に見えない脅威である。

また、結核感染の危険もある。通常の風邪や肺炎に似た症状で来院した患者の中には、肺結核に罹患した患者がいる。特別な検査をしないと結核と診断できないため、診断がつくまで、他の患者や医師、看護師に飛沫感染する危険がある。近年、結核患者は再び増加しており、過去の病気ではなくなってきている。一度感染すると、結核病棟への隔離、長い闘病期間が必要になる。さらに中には、抗生剤の効かない耐性菌の出現も報告され、隔離病棟で死を待つということもあり得るのである。

いずれにしても、病院は風邪、インフルエンザを始め、危険なウイルスが目に見えないかたちで、高濃度に存在している特別な場所であり、さらに注射、手術などの診療行為中に感染する場合がある。また、吐血患者の血液が、目や傷口から医療者に侵入する危険もある。私は、院内で前述のような針刺し事故の労災申請の診断書を書く役割を持っているが、ほぼ毎月診断書を書いている状況である。

患者の血液がついた注射針やメスを自分の指などに過って刺した経験のない医師や看護師は、ほとんどいないといってもよい。医療者は毎日病原菌に囲まれて従事し、放射線に曝されている。

あらためて言うが、病院で働くということは本当に危険である。

第3章
末期癌患者の医療

◆末期癌患者をめぐって

「先生の顔を見ると主人が安心する。まだか、まだかと回診待っていたんですよ」

と患者の奥さんがお世辞を言ってくれた。

大腸癌で、初診時すでに肝臓に多発性転移腫瘍があり、根治性（完全に治る見込み）がなかった。大腸癌もすぐに便の出口を完全に塞ぐという勢いはなく、肝転移の程度がひどいことから、告知し、患者、奥さんと相談し、最後には本人の意志を尊重して手術をしないことにした。

それからすでに五ヵ月。当初は紹介してくれた開業医に通院し、調子が悪い時はそこで点滴をしてもらい、いよいよ調子の悪い時の間隔が短くなり、当科へ入院となった。奥さんの言葉は、医者へのお世辞とは思いつつも、私はこの患者の回診がどちらかというと嫌いではなかった。もともと明るい性格だと奥さんが話すとおり、患者は熱でも出て具合が悪い時をのぞけば快活に話し、限られた人生を意識しつつも前向きな思考をもっていた。

奥さんはさらに輪をかけて快活で、癌末期患者の付き添いとしては異色であった。奥さん本人も風邪をひき、

「すこしスマートになったかしら」

と、痩せた患者の脇で豪快に笑いながらのたまう人であった。

「そうですね。最初からスマートですから分からないですね」

と言うと、ますます左右にからだを揺らしながら笑う。患者も笑っている。本当に仲のよい夫婦である。

私は癌末期の患者が笑ってくれる時、無上の喜びを感じてしまうのである。この人生の収束状況において、普通は笑うことなどは考えられないと思われるかもしれない。ところが、面白いことは癌の末期であろうが関係ないのである。笑いは突発的にやってくる。

したがって、ここ二ヵ月ぐらい笑ったのを見たことがない、というような患者を笑

わすことが、なぜかとても大切なことのように感じられる。しばらく笑わなかった分、腹をかかえて笑ってくれる。そのような時間と空間が、逆に末期癌というものを患者と共有していることの証であるように思う。

患者の容態が良い時に、

「私は名医かもしれない」

というのが、残念ながら一番うける。しかしそれでいいのである。

「先生、今日、主人が髪切って、さっぱりしたようだよ」

と、奥さんが話す。

「先生も何だか髪切ってきた方がいいようだねえ」

と、今度は患者が私の伸び放題かつ天然パーマの髪の毛を批評する。今でこそ刈り上げだが、昔から額の広い私は、年々広くなりつつあることで無意識に髪を伸ばしていたのかもしれない。しかもぐじゃぐじゃになっていた。

「すずめが巣をつくっているので、かわいそうだから今は切れないんです」

本当にすずめの二、三羽は飼える建築様式ではなく、髪型である。

私は、患者の息子でも家族でもない。だけれども、他人ではないと思っている。患者もそう感じていると思っている。何の因果か、癌になって私という医者にめぐってきてしまったのだ、というほかあるまい。諦めでもなく、気負いでもないというような関係が、末期癌患者との間でここちよいと思う。

患者は時に人生を語り、夫婦円満の秘けつを私にとくとくと講釈する。私は黙ってにこにこしながら聞いている。患者がそうしてくれることが、なぜだかとてもうれしいのである。末期癌の患者にはお愛想はいらない。説教もいらない。医者が何もできない時もある。そんな時患者は、傍らで静かに自分の話を聞いてほしいのである。あまり感心しないのが、その場しのぎの慰めだ。患者はとうに自分のことをよく知っている。

患者は、私の部下にきれいな研修医の女医がつくようになって、ますます上機嫌になった。私のいないところで、デートに誘ったり、彼女と話すことを一日一回の楽しみにしていた。

そう言えば、私は医者らしいことはほとんどしていない。痛みのコントロールはすぐにできた。回診に行って、十分ほど患者と奥さんのあてられるような話を聞いてくるだけである。方針の変更がなければ大体このような具合である。

三月のある回診の日、寒い岩手も少しずつ暖かくなり、例年以上に早い桜前線の北上が南から伝えられていた。私はふと、

「今年の桜は早いようですよ」

と患者と奥さんに声をかけた。一瞬、間があった。そして私の方を向いて奥さんが静かに笑った。私は、この〝間〟の意味を知った。

四月の中旬、やはり例年より早かった桜の花が一関の花見の名所、磐井川の土手を覆った。患者の意識はすでに遠く、ベッドサイドの手折られた桜の枝が蕾を残さず花をつけていた。

「『今年は桜、見られないだろうなあ』と主人と話していました。お父さん、桜咲いたよ。聞こえないだろうねえ」

奥さんは、患者の顔を見ながら私に話しかけた。患者は、それから二日後、私が遠

くへ出かけて一関を留守の時、数回体を痙攣させてとうとう長い眠りについた。奥さんと親戚に見守られて桜満開の土手を眺めに飛んでいったのだろうか。安らかな旅立ちだったろうか。患者は、奥さんは、後悔するような何かを残してしまわなかったろうか。私には本当のところは分からない。しかし、患者と奥さんが私の心の中に残っていくだろうことを思った。そして、将来良い医者になるであろう若い女医の心にも温かい何かを置いていったにちがいない。

もう一人の患者は胆管癌の患者である。非常に律儀な人で、診察に行く日の相談などを予め手紙で聞いてくる。若い頃は国鉄マンで、上野から青森までの急行の車掌などを四十年も務めたと奥さんから聞いた。一八〇センチ以上の長躯で、遠くからでも声がよくとおったそうだ。退職してからは人を集めてみんなで、全国のお寺参りをしていたそうだ。

折に触れて丁寧な文章で手紙を書いて下さり、私など足下にも及ばない立派な人である。胆管癌を当科で診断して、他院に転院して手術した。手術後経過が不調で四十日ほど集中治療室で意識不明のまま過ごし、奇跡的に一命をとりとめ再び当院へ転院してきた。目が覚める前、夢の中である橋を渡って金で装飾された扉を開けようと近づいていったところ、あるお寺の延命地蔵が「お前はまだここに来ることはできない。戻って残された仕事をするのだ」と言ったそうだ。延命地蔵のおかげで助かったと喜んでいたのだが、不幸なことに九ヵ月目にCT（コンピュータ断層撮影法）検査を行なったところで多発性肝転移が見つかった。

CTをした夕方、でき上がった写真を見て、次の診察の時どう患者に説明したらよいのか私は途方にくれた。癌が見つかった時から、全てを当科でも、他院でも、そのまま説明されてきた。患者が初めて直面した根治性がないという事実を、この律儀で折り目正しい患者にどうのように話したらよいのだろうか。診察の日がやってきた。

患者が診察室に入ってきて、私はすぐに話し出すことができず、二十秒ほど視線を患者と机の上のカルテのあいだを行ったり来たりさせた。今まで、全てを患者に話してきた。そのような暗黙のルールが患者との間にでき上がっていて、お互いの信頼の源になっていた。

「○○さん。実はお話しにくいことなんですが、肝臓の中に腫瘤がいくつかみつかり、転移したと考えられます」

十秒ほど沈黙があった。

「そうですか。分かりました」

やや表情が曇ったと見えたが、落胆をあからさまにはおもてにせず、闘病生活で弱った四肢に力を込め、静かに立ち上がり帰っていった。

二、三日後、電話が私の自宅にあり、手術をした病院に行って意見を聞きたいと、受診日の設定を依頼する連絡があった。数日後、当科に入院してもう少しの検査と治療を行なうようにと返事をもらってきた。

入院となった。抗癌剤の治療が終わった三日後、患者と奥さんと息子さんと面談をもった。

「治療をしましたが、正直に申し上げると、効果はあまり期待できません」

じっと私を見る患者と家族の視線を受け止めながら、

「根治することを願っていましたが、難しくなりました」

と言った。

まばたきもせず、見つめる患者と家族の顔を見ながら、私は少しずつ泣き始めていた。次のひと粒がこぼれ落ちないようにすることが精一杯で、ただただ頭を下げることしかできなかった。

私が患者の前で泣くことはこの時ばかりではない。めめしく、経験の浅い、感傷が先走るような医師に思われるだろう。そうかもしれない。

不思議なことに、患者の前で泣いたりするようになったのはここ一、二年である。今こうやって普通に話している人が、数ヵ月後に亡くなる。そしてほとんど生命予後については何もすることができない。医師になった当時も、そういうことが頭では分かっていたはずだが、人ごとでないようにひしひしと感じるようになった。

何も分からず、手を尽くすことも心を尽くすこともその全容が分からなかった研修医の頃は、患者が亡くなる時、漠然と悲しかった。手を尽くすことがどの程度の治療を指すのか、医師が患者に対して心を尽くすことの重要さを知った今、根治できない患者を前にして心の揺れはむしろ大きくなっている。告知をして患者の心の動揺や苦悩を共有しようとしているうちに、非根治はあまりにも悲しく、辛い現実となったのだ。

医師が泣く。全てを説明し、医師が泣く。頼りなくとられるかもしれないが、それでも泣いてしまう。医師としてあるべき態度ではないのであろうか。泣く医師は少ないだろう。あまり聞いたことがない。テレビのドラマでも無表情で「ご臨終です」と言っている。告知もどちらかというと、事実の伝達という感じで淡々としている。私もそうだった。医師は感情を表さない方がよいと思っていた。それが、客観的で厳粛な診断と治療の裏返しであると思っていた。以前以上に客観的な診療を心掛けているが、何かが自分の中で変化しつつある。

それは、患者を人間としてより感じるようになったのである。身体的異状にほとんどの関心が向かっていた時には感じられなかった感覚がある。身体の異状に対する冷静な医療態度をもちつつ、患者の苦悩を嗅いでしまう、人間を感じてしまうのである。患者に襲いかかっている病魔が、次にそう遠くないいつか私を襲っても不思議がないようにも感じるのである。

感情移入過多というようなセンチメンタルな問題ではない。根治性のない疾患があるというだけで、医師に看護師に末期癌の烙印を押され、見舞客には同情の目を向けられる。比較的短い時間で、刻々と自分の指定席が用意されていく。かわいそうだからと病名の告知をされず、腫物にさわるように扱われ、孤立感を深めていく。そういった状況の中の患者の心の動きが痛いほど伝わってくる。

ここに挙げた二人の患者は、いつまでも私の心の中に残っていく患者である。二人に共通するのは、奥さんの患者に対する心の深さであったと思う。偶然か二人の奥さんは「私がいないとすぐに熱を出すから離れられないのよ」と、自信をもって私に話してくれたことが忘れられない。

◆なぜ、内科医が緩和医療なのか

緩和医療とは、癌末期の患者の症状緩和を中心とした医療のことを言う。癌末期は根治性のない癌がさらに進行して余命いくばくもない状態を言う。

緩和医療に関心のある病院勤務の内科医は少ない、という印象がある。いまだに緩和ケア病棟のない当県であるが、緩和医療の研究会で熱心な二十人ぐらいの医師の中で、十五、六人ぐらいが外科医で、その他の科は数人である。

癌で根治性がないとは、ほとんど、

⑴受診時すでに転移が著明で癌細胞を取り切れないと考えられる場合

⑵手術後再発が見られた場合

の二つである。

癌を切除するための手術をする場合、手術前に病名を患者に説明するのが原則である。根治を目指した手術であるが、術中、切除が困難と判明する場合や、数ヵ月後などに局所や遠隔他臓器（肝臓、肺など）への転移が見つかる場合がある。これらの場合、患者は病名を知り、手術を受けているので、それにもかかわらず、症状が悪化すると癌再発を疑い、癌再発の恐怖に苦しめられることになる。このため、緩和医療に関心の高い外科医が多いのである。

一方、⑴のすでに手術をしても根治性のない場合、内科から外科へ患者が転科することはまずない。患者は、医師から病名の告知をされないかぎり、自分が癌だと知らないでしまう。いまだに、いろいろな要因で癌の病名告知がされることの少ない状況においては、内科で告知を受けることは少ないと言える。しかしながら、根治性がないという状況においては患者にとっては、⑴も⑵も同じである。

いくつかの調査で、自分が根治性のない癌であっても病名を知りたい人の方が圧倒的に多いのに対して、家族が根治性のない癌の場合は、本人に告知を望まない人が多いという結果が出ている。かわいそうだから、という理由である。

私が根治性のない癌にかかったなら、すぐに病名を告知してほしい。余命を、自分の権利と責任において、自分らしく人生をしめくくるように生きたい。同じように考える人が決して少なくないと思うが、家族の意見でその道が閉ざされたら、どうだろうか。

(2)の場合、再発の告知をすれば、全人的なケアのもと緩和医療に移り、いろいろな意味で患者本位の医療を目指すことに迷いは少ないかもしれない。しかし、(1)の場合も患者が事前に希望しているのなら積極的な意味あいにおいて患者のために告知をし、全人的なケアをする必要があることにかわりない。初めに受診した診療所で、根治性のない癌と告知をされることは少ないが、紹介された病院で検査を踏まえて、場合によっては告知をする必要性が出てくる。病院では緩和医療への関心と、告知への態度は関係がないわけではない。

◆在宅緩和ケアを始めて

「在宅緩和ケア」は、入院でも外来でもなく自宅にいながら、末期癌の患者の緩和ケアを行なうものである。岩手県保健福祉部のモデル事業「在宅緩和ケア推進事業」が、平成十四年七月からスタートした。

当地域での担当医師として任命され、まず私がしたことは、地域在宅ケア会議（いちのせき緩和ケアネットワーク会議）の結成である。市医師会副会長の開業医の先生が委員長で、以下、医師（当院医師、診療所医師）、看護師（当院看護師、訪問看護ステーションの看護師）、保健所担当者、保健センター担当者の合わせて十一名で発足した。

この在宅緩和ケアは、病院の内外のスタッフが連携して末期癌患者の医療システムを構築しようというものであり、システムの充実とともに診療所の医師に訪問診療を担ってもらうことが主になると考えられた。しかし、私自身があまり訪問診療の経験がなかったため、まず自分で汗をかいてみようという思いもあって、数人の患者に在宅緩和ケアをさせていただいた。

膵臓癌の患者の在宅緩和ケアを紹介させていただく。

Aさんは、三年前に私が膵臓癌と診断した。明らかな遠隔転移巣は見られなかった。しかし、膵臓癌は手術しても再発することなく根治する例は一～二割である。当科でも、院内外の外科に手術をお願いしたが、ここ数年、再発しなかった例は残念ながら非常に少ない。手術しても余命が延びるという期待がしにくいのが全国的な実情である。患者が高齢であったことと、早く退院して余生を自宅で送ってほしいという判断から、当初私は、手術はしないで、癌で閉塞した胆管に内科的に管を入れて黄疸が改善したら退院しましょう、と説明した。

しかし、たまたま患者の自宅の近くに、私の大学医局時代の先輩に当たる医師の実家があり、その医師のつてで、大学病院で手術をしたいという申し出があった。家族の願いを受けて大学病院へ紹介、手術を受けることになった。

手術が終わって、一関へ帰ってきた患者の表情は明るく、手術が根治手術であったことを知り、本当に良かったと思った。根治手術であっても後に再発することは膵臓癌の場合はしばしばあり、いずれという不安はあった。

手術後一年経ち、二年を過ぎても再発のはっきりとしたものはなく、良かったと思う一方で、正直に言うと、最初に手術を勧めなかった自分の判断が結果的に誤りであったかもしれない、という自責の念に苛《さいな》まれなかったといえば間違いになる。ここまでは本当に良好な結果をたどっていた。

しかし、良いことはそう続かず、三年を迎えようとする頃に再発が見られた。大学病院に週一回化学療法のため通院し、同じぐらいの頻度で私のいる病院にも通院してきた。

患者は私の診察室に入ってくると、いつものように、ほっとしたようににっこりと笑い、ゆるやかな抑揚のある話し方で私に問いかけた。

「ねえ、先生。私、大学病院で癌って言われたのよ。本当?」

一～二週に一回の診察でも、だんだんと通院が辛くなってきているのが感じられるようになった。私は患者の家族がこれまで本当に温かく患者を支えてきていたのを知っていた。自宅での在宅緩和ケアが患者にとって良いことではないかと考え、提案した。

週一回、月曜日の訪問診療を開始した。訪問看護は訪問看護ステーションの看護師にお願いし、点滴やその他のケアを事細かにしていただいた。連絡も密にしていただき、患者の容態を把握するのに大変役に立った。また、訪問診療の際に、家族や近所の人にいつも包まれ、患者は何でも好きなことを言えるような雰囲気が感じられた。介護保険で借りた電動ベッドに横たわった患者の部屋に入っていくと、表情をぱっと明るくしてくれた。また、時々、そして亡くなる一週間は毎日のように私の携帯電話（私は、信頼関係の構築できた患者、家庭には携帯電話の番号も教えている）に電話をくれ、二、三症状を訴え、対処法を話すと安心して電話を切るというようになっていた。

患者の症状は、ある日を境に急に悪化した。薬を飲むために水をひと口含んだだけで吐くような状態になった。長く雌伏していた病魔が、ここにきて本領を発揮しているかのように、患者の生気を急速に奪っていった。

ある八月の月曜日、いつもどおりに訪問診療した。食事がほとんど摂れないため、訪問看護師が毎日点滴をしてくれることになり、病勢を感じつつも私の顔をみて明るい患者の様子から十日から二週間はもつであろうと思った。

その水曜日から、私は五日間の夏期休暇に入った。

いつも肝心な時には不在の私である。家族旅行で、苫小牧行きのフェリーの中で携帯電話が通話不可能な間に、患者の病状はいっそう悪化していた。木曜日の朝、フェリー着岸前に携帯電話が通話可能になり、訪問看護師から患者の血圧が低下してきていることを報告された。

すぐに患者宅に電話すると、家族が電話に出て、家族みんなが患者のまわりに集まっていることなどを知らされた。ちょっと待って、と言われて待つと、患者が電話に出た。

携帯電話の耳につけるところの空気が少し揺れたか揺れないかというような、か細く、しかし、いつものようなやわらかな抑揚のある声であった。

「先生、もう、私だめみたい。お世話になりました。本当にありがとうございました」

患者が目の前にいれば、黙って手を握ってやるのだが、電話の前ではどうすることもできず、告知された癌末期の患者に言ってはいけない言葉を口にしていた。

「Aさん、頑張って」

北の大地に車を走らせながら、刻々と携帯に入る患者の病状を聞いていた。家族旅行を楽しみにしていた私の家族に気づかれないようにと思いながらも、目は湿り気をいっぱいに含んでいた。

夕方、道東の小さな町に到着してすぐに、訃報を聞いた。本州以南は連日三〇度から三五度の猛暑が続いていたが、津軽海峡を境に北海道はすっぽりと冷えていて、最高気温でも二〇度に満たず、肌寒かった。闇に包まれたためか、霧に覆われているためか、宿から見る町は頼りな気にくすんでいて、私の心の中がそのまま目の前に広がっているような気がした。
真夜中、「プォー」とも「ボー」ともつかない間歇音で目が覚めた。再び窓の外へ目を凝らしたが何も見えなかった。闇と霧の中で、恐らく船の安全航行のために鳴らされているであろう音と音の間に、その日の朝に船の中で聞いた患者の言葉を口で繰り返してみた。短くも長くもない医師生活で、主治医として数百の人々の死に立ち会ってきたが、こういった患者との関わりはなかったように思う。沈んでゆく夕日を、ずっと見つづけているような感じがしこりのように目の奥に残った。

在宅緩和ケアには、言葉では言い尽くせない大事なものが詰まっているようである。治せる病気を治したり、病院の中だけが医療ではないんだと改めて思った次第である。私の代わりに患者宅まで行ってくれた医師を含めた病院のスタッフ、訪問看護師の方にこの場を借りて感謝を申し述べたい。

◆明るい緩和医療

現在、まだ緩和医療は敷居が高い状況にある。緩和医療をすでに始めている側からすれば、ウエルカムであるのだが、まだしていない側からすれば、入りにくい感じがあるのである。癌の患者はたくさん診ているけれど、緩和医療は勘弁してくれという医師はかなり多い。

その原因として、一般診療からかけ離れているように見えるということがある。医師の中でも人格者と言われるような医師のみが適任と思われている節がある。緩和ケアの研究会などに行ってみると、看護師や患者の家族が圧倒的に多く、医師はぽつぽつとまばらである。

ある意味で市民の参加が多く、この本の冒頭で掲げた市民参加型医療のお手本になるべきものである。

一般診療では、患者に治癒という目標を掲げさせ、医師も看護師もそれに向けて頑張るという明るい目標がある。少々辛い検査や治療があっても「治るためだから」という前提で、頑張っていけるわけである。ところが緩和医療では、治らない患者を相手にどう目標を立て、頑張ったらいいのかまったく分からないので困るというのである。

我々医師は、最初は治す治療技術を修得するところから、医師という仕事を覚えていく。だから、若いうちは、検査の技術や治すための技術を身につけることで精一杯である。何年も何年もかけて、少しずつそのような医療技術を修得していくわけである。

しかし、外科であろうが内科であろうが、十数年も経ってくると、そのような一般的な医療技術はある程度のプラトーに達する。もちろんプラトーに達したと思っても、研究会などに行ってみると、まだまだ学ぶべきことがあるのは当然である。知識として、学ぶことは年をとってもなくなることはないが、技術はあるところで、あまり進歩しなくなるのである。

このプラトーに達した時、治す医療技術のできることと、できないことを改めて認識するのである。治せる患者と治せない患者がいることは、以前から分かってはいるのだが、関心の対象として治せない患者が視野に入ってくるのである。治らない患者も、それに相応しい医療が必要であることが切実に分かってくるのである。

それにしても緩和医療の敷居は高い。私が緩和医療をやりたいと言った時、反対した医師の数は四、五人ではきかなかった。院内から、県内から、県外から、緩和医療に否定的な意見を随分といただいた。

もちろん、当科がそれでなくても忙しく、責任も重く、兼任は無理であるという忠告の意味もあったと思うが、やはり緩和医療そのものに否定的な意見は多かった。緩和医療が「特別な」医療という印象を多くの人に与え過ぎているのではないかと思う。

病院で亡くなる患者の中で、一番多いのが癌末期の患者である。死因として、遭遇する頻度が一番高い。だから、それをあまり「特別な」ものにしない方がよいと思う。今まで足りなかった患者中心の医療を、他の疾患とともに自然のものとしていくことが大切だと思う。

あまり一般診療から離れた「特別な」医療であるような雰囲気を出しすぎると、参加、協力しようとしている医師が敬遠することになりはしないだろうか。

時に、患者を笑わせてあげよう。漫才ではなく、声のかけ方一つで、爽やかな笑顔が見られることがある。重い事実を受け止めながら、患者が積極的に生きる助けをしてあげよう。

緩和ケア病棟で、在宅で患者に笑顔を戻してもらおう。事実には嘘をつかずに……。

緩和ケアを特別なものとして意識の中で隔離せずに、多くの人に参加してもらえるような医療にしたいと思う。

第4章

医療以外の医師の仕事

◆看護学校講義

看護学校の講義は大切な仕事である。これからの医療を担う看護師（婦）の教育だからだ、などと恥も外聞もないことを言うつもりはないが。

「起立、礼、着席」

と、当番の学生が号令をかける。中学校の授業を思い出す。

「えーとー、今日はどこからでしたっけ。○○ページからでしたね」

返事なし。

しつこく一番前の机にすわっているナースのたまごに聞いてみる。自信なさそうに、隣の席のナースのたまごと目でやりとりしながら、スローモーションでうなずく。

女子高の先生になったような錯覚を覚える。昔、女子高の先生と聞くと目がきらきらとした学生が授業を熱心に受けているというイメージがあった。中学の同級生が女子高の先生になったと聞いて羨ましく感じたことを思い出した。聞くと講義するでは大違い、看護学校の講義もなかなか大変である。よく見るとナースマンのたまごもいるようだ。

午前の外来が午後の一時過ぎに終わるのだが、昼食もそこそこに一時三十分には看護学校の講義が始まる。毎年同じ内容とはいえ、ひととおり教科書に目を通しておかないと、壇上にて立ち往生という悲劇が待っている。白衣の天使のたまごも居眠りはするようであるが、私はかまわないでおく。講義が面白いかどうかではなく、ただ彼らは眠いのだ。校内暴力はさすがにない。これが一番うれしい。しかし試験問題の作成、採点が忙しい身にはとてもとても辛い。したがって、期限をいつもオーバーしてしまうのである。

私はいつも、

「医療の世界は思ったほど、楽じゃないよ」

みたいなことをいうのだがあまり反応がない。へんなおじさん、という状況である。毎年判で押したように言う。我ながら芸がないな、と思う。

「注射針を間違って自分の指などに刺してしまったり、結核患者の咳を浴びたり、吐血した血を目に浴びたり、肝炎、結核など感染症に曝される危険が世の中で一番高いのだ。また、医療行為をめぐる患者とのトラブルも本当に多い」

異次元の話を聞いているような顔をしているが、そういうことはだんだんに知るようになるだろう。

◆学校検診

五月、六月は学校検診の季節である。若い研修医を何人かみつくろって一緒に連れていく。研修医たちは、行く前はふだんの診療から解放されて見るからにうきうきとしてタクシーに乗っていくのだが、検診が始まって三十分ぐらいしてくると、横目にも苦痛の表情が見て取れるようになる。甲状腺視診、胸部聴診を繰り返しているうちに、その反復動作に疲弊してくる。異常があっても幼少時にチェック済みで、新たな異常が見つかることはないに等しい。診察の数は半端ではない。終わった頃には、疲労困憊でまさしく声も出ないといった状態である。

優しい笑顔の保健室の先生が、

「大変ですね」

と声をかけてくれる。始める前にお茶などごちそうになり、診察に取りかかる。

「はい、胸の音を聞きますから服をあげてください」

女子は服をなかなかあげない。どうやら、当たり前だが恥ずかしいらしいのだ。こちらは早く検診を終えて帰りたいのが本音のところである。帰れば、入院患者の回診やら検査が待っている。

胸を出さずにかわりに服の下だけ前の方に伸ばしている。そしてこちらに目配せをしてくる。ここから聴診器を入れろということである。ここから手を入れなければならない。何か悪いことをしているかのようなばつの悪さが、情けなさとともに込み上げてくる。診療の都合をつけ出向いてきているのに何たる扱いだろう。重労働の、ひと言である。聴診器の長さには限界があり、手の道のりが長くなるため、前かがみになる。腰の負担たるや莫大である。検診を受ける彼女たちはそんな苦労は考えもしないに違いない。最近は、当科も女医が増えてきたので、迷わず女子は女医に任せることにしている。

◆学会、研究会

学会、研究会は我々の大事な日常生活の一環である。

「こないだ発表するよう言っておいた研究会のスライドできた？」

「あっそう、まだできてないの」

研修医につくるよう言っておいたスライドがまだできていない。三週間も先の研究会だから、まだ時間の余裕はある。

さらに二週間後、

「文献は見た？」

「すみません。これから調べます。ところで、どうやって調べるんですか」

「おいおい、初めに聞かなきゃだめだよ。今から間に合うか分からないぞ」

研究会の発表が仕事ではないが、しなくてよいというものでもない。研究会で発表するということは、単に自分の勉強になるということではなく、症例を問題意識をもって見るということのトレーニングになるのだから。

研究会とひと口に言っても、実にさまざまなものがあり、数も多い。全て出る必要はないが、同じ症例を他の病院の医師がどのように考えているのかを見ることが大事である。医療の標準化ということのもとになる。

医は芸術ではない。少なくとも一般の医師にとっては芸術ではない。普通の医師にとっては基本的な考える筋道があり、その中で技術の巧拙がある。難しい症例で、通常のやり方では効果が期待できず、複数の医師が診てもやはりそうで、かつ患者、家族の同意が得られた稀な場合に、考慮される何らかの方法もあるだろう。

医師の一年は、研究会から学会へ、学会から研究会へ追われるように過ぎていく。月に二回から四回、研究会が金曜日、土曜日を中心にあり、そのための文献の整理、スライドの作成で診療を終えたあとの時間が消えていく。研究会の準備をしているところに、病棟からポケットベルで呼ばれて診察に行く。

研究会から遠ざかれば、自分の診療を標準化する機会を失い、独善的な診療へつながる危険がある。もし、研究会に用がなくなるとすれば、院長にでもなって、診療以外の懸案が多くなったというあたりであろう。

しかし、大都市でない病院に勤務する医師にとって、定期的に研究会へ参加するということは、時間的、体力的、精神的に負担を強いることであり、また入院患者を他の医師に頼むという調整まで必要とすることなのである。

第5章 医療トラブル

◆医療ミスと偶発症、合併症

医療において、「予測していない不都合な結果」を表す語句として、医療ミス、医療事故、偶発症、合併症がある。ほぼ、医療事故＝医療ミス＋偶発症・合併症、と考えてよいと思う。医療ミスや偶発症、合併症があっても、対応が迅速、適切であれば医療事故が防げる場合もある。

また、断っておくが、患者の苦情＝医療ミスではない。苦情を受けた場合、心ある医師は、どんなに苦情の内容が見当違いであっても、一笑に付したり、軽んじたりはしないだろう。原因は説明不足にあるのであり、その点で反省すべき問題点があるのである。しかし、医師が丁寧に応対したりするのは何もやましいことがあるためではない。

たとえば、大腸（下部消化管）内視鏡検査における腸管穿孔は、医療ミスと言うより、事前に患者に起こり得ることが説明されていれば、検査の合併症、偶発症である。ここに、当県における内視鏡治療の偶発症を調査した論文（『日本消化器内視鏡学会誌』折居正之先生らによる）がある。三十一施設での五年間の調査で、下部消化管（大腸）内視鏡検査では計五十四例の偶発症があり、そのうち穿孔が二十八件、出血が二十四件、死亡が一件となっている。

医療行為は診療科を問わず問診以外は全て、手術、内視鏡、カテーテル、透視、注射、内服薬投与など、人体に直接、間接的に負担を与えないものはない。そのため熟練医が注意深く施行あるいは指導していても、一〇〇パーセント完全には避けられない症状（出血、穿孔、嘔吐、薬アレルギーなど）がある。これらは「偶発症、合併症」と呼ばれるものである。通常の内視鏡検査、治療による穿孔なども「偶発症、合併症」に入る。

これに対して不注意、明らかな技術ミスによる症状出現が「医療ミス」と呼ばれる。「偶発症、合併症」と「医療ミス」はべつのものである。

私も経皮経肝胆道ドレナージ、内視鏡的胆管膵管造影、内視鏡的大腸ポリープ切除術など「偶発症、合併症」の頻度が多いとされる手技の施行、指導を午後だけで二～五件、年間で約千件ほど施行している。当たり前だが、好きでやっているわけではない。午前中に行なう侵襲性の高い内視鏡検査などを入れると膨大な数になる。この合間を縫って、外来（急患、他院からの紹介も含めて）四十人、入院患者十五～二十人の診療を行なう。全て一定以上の結果が求められている。医師と患者は一人対多人数であるが、患者にとっては、自分の診療結果が全てであり、症例ごとに最大重要案件である。「偶発症、合併症」を考えると現在の体制では侵襲性の大きい検査、治療を敬遠したいという医師もいる。準備していても予測できない「偶発症、合併症」から逃れる方策はただ一つ、医療行為をやめることである。あるいは問診のみ行なうことである。実際には、救命、疾病予防のために問診だけではどうにもならないのは自明の理である。内視鏡を省略すれば早期の癌の発見などは不可能になるであろう。「偶発症、合併症」を恐れすぎ、検査、治療を避ければ、多くの患者が助かる機会を逸してしまうことになる。熟練した医師が熟練した手技で検査、治療をすることは、大事なことである。

さらに大事なことは、患者と病院、医師は対峙するべきものではないということである。対決しなければならない相手は「病気」であって、患者と病院、医師で協力して病気の予防、診断、治療にあたらなければならない。患者、家族に充分説明し、納得してもらって検査、治療を行なうインフォームド・コンセントが不可欠である。患者、家族が診療方針の決断に積極的に参加するようになればよいと思っている。投書によってしか患者の気持ちが伝えられない風土を変えて、医師に直接何でも気軽に話せる環境が望まれる。当医師会でもこのような環境づくりに取り組んでいる。風通しのよい患者と医師の関係が望ましく、患者参加型医療への変革期にあると思う。

「医療ミス」は言うに及ばず「偶発症、合併症」も遺憾である。地域中核病院を始めとしてこれに無縁な病医院はなく、無縁な医師もいない。市内外の「偶発症、合併症」の事例をよく聞くが、それが問題になる場合とそうでない場合がある。その違いは、患者に説明を充分したか、誠意をもって対応したかにある。我々をとりまく状況は厳しいが、医療の重さを鑑みてさらに努力を重ねなければならない。

◆投書

照りつける夏の太陽も去り、早々と秋風の吹き始めたある日、午前の外来診察を何とか終え、昼食をとるため医局へ入ろうとしたところを、

「阿部先生、ちょっと院長室へ来てくれる」

と、院長に廊下で呼びとめられ院長室へ入っていった。

何だろう。最近、私か当科の中でまずいことが何かあったかな。院長から呼ばれるのは、事務的な連絡と患者から苦情が来ている時である。グッドニュースはあまりない。自分と自分をとりまく何らかの不安の材料を、急いでほつれた糸を手繰るように遡ってみたが、思い当たらない。

「先生、ちょっとこれ読んでくれる」

と、便箋に五枚ぐらいびっしり書かれた手紙を手渡された。どうやら、感謝状のた

ぐいではないようである。何を隠そう私への苦情である。綿々とつづられた手紙の最後はこう結ばれていた。

「この医師は心も技術も何もない。この医師は普段より病院の中で問題になっていることと推察されます。病院でこの医師について一度きちんと話し合ってみてください」

遠く中部地方に住んでおられるという、私とは面識のない患者の娘さんの手紙にはそう書いてあった。

また、三年ほど前の投書では、

「大腸内視鏡検査を受けました。大変苦しかった。あの医者が、先日話題になった大腸に孔をあけた医者に違いない」

匿名で院長に届けられたその文章は、びっしりと五、六枚余りのもので、私は自分の施行した検査が患者に苦痛を与えたことを認めながらも、手紙が匿名のため、私が孔をあけた医者でないことを分かっていただく機会もなかった。

病院長、県へ寄せられる投書、苦情は膨大な数にのぼるようである。

「こないだのお前（医師）の診療はいったい何だ。けしからん。病院長へ県へ言いつけてやる」

「診療内容で納得のいかないところがあれば、まず担当の主治医へ聞いてみた方がよいと思います。そうしていただければ説明できます。病院長、県へ投書されても、対応のしようがありません。主治医は何が説明不足だったのか知ることもできません。貴方様（患者様）の名前もない匿名では、答えようもありません」

「うるさい。おれは頭にきているんだ。こらしめてやる。病院長、県から叱ってもらうんだ」

という〝構図〟である。主治医に説明を求めたが取り合ってくれない、ということでの苦情は仕方ないと思うが……。

まるで辻斬りのようである。夜道を一人で歩いていたらいきなり斬って捨てられる。問答無用である。斬られる側には、釈明の機会がない。誰に斬られたかも分からない。

トラブルが医師と患者の間で発生しているのなら、当事者間で話し合わなければ問題は解決に向かわないだろう。医師に文句を言うと不利益をこうむるのではないかというのなら、そんなことはない。文句を言われて不利益を与えるなどということをすれば、明らかに医師が悪いことになる。

それどころか医師は患者が怖いのである。抗議されれば、落ち度がないと思っても、弱いのである。悪いところがなければ堂々としていればよいと思われるかもしれないが、公務員であり、かつ使われる身分なのである。だから、患者が何か問題を感じたのなら直接、担当医に聞かなければならない。めぐりめぐって担当医のところに投書の写しが届いても、担当医は患者への一方通行の抗議にやるせなさを感じるしかない。問題を解決したい、他の患者さんのためにも、何かを改善しなければならないとしたら、直接担当医へかけあってほしい。それでも納得いかない場合は、院長なり県の担当部へ相談するべきだろう。

第6章 地域医療の素顔(2)

◆研修医

大体どこの地域中核病院と呼ばれるような病院でも、研修医と呼ばれる大学卒業後一年目から三年目ぐらいの若い医師が数人から十数人勤めている。研修のために若い医者がいるのだから、彼らの目的はまず勉強することである。勉強と言っても、教科書の勉強は大学時代に国家試験パスのためにいやになるくらいやってきているので、研修期間の勉強は患者との接し方、検査技術、治療技術の修得、またそれらの流れを覚えることが主となる。大学医学部は六年間と他の学部より長く、また大学に入るまで浪人したり、入ってから留年を経験する人も多いから、医師免許を取るまでは長い道のりである。二十代も半ばでようやく社会人になるので、ややもすると社会常識に欠けるということもないとは言えない。

研修の制度は、歴史の中でさまざまな変遷をとげてきた。インターンと言っても、もう今の研修医は分からない。私が医師免許を取得した時、この制度はもうなかった。その後も、一部の病院を除けば、研修医は安い労働力として引く手あまたであった。大学病院の研修医と一般病院の研修医とでは、内容も給与もだいぶ異なってくるが、関西の大学病院で研修医が過労死したニュースが話題を集めた。その勤務時間が非常に長く、また給料も実に少なかったことは、世間の関心を呼んだ。医師というと高給取りのように思われるが、大学にいる医師は、なかなか大変なのである。

今、新しい研修制度が二年後に導入されようとしている。研修医を受け入れる病院も研修指定病院と協力病院というのがあり、その条件を満たすのに躍起となっている。研修医を欲しがる理由はいくつかある。メリットとしては、

(1)労働力として期待できる
(2)比較的安価な給料で雇える
(3)病院として活性化作用がある
(4)大学医局との関係を維持できる

などである。

逆に、デメリットを挙げると、

⑴医療の質の管理が難しい

⑵社会常識に欠ける医師がおり、そこからの教育が必要になる。またはその教育が不可能である。

メリット⑴は、臨床研修必修制度が導入されていない現時点では、研修医を夜間、休日などの時間外の診療に振り分けられるということもあるが、通常の診療においても、病院は常に多くのマンパワーを必要としているからだ。医師にしか許されていない業務が実に多いため、書類書き一つをとっても忙殺されているのが現状である。実際の診療となると、それ以上の忙しさである。

メリット⑵は、研修医の給料がいろいろあるので一概に言えないが、対労働量からすると安価である。対医療の質となると判断は難しい。

メリット⑶は、若い医者がいると病院全体の活性化がもたらされる。年輩の医者も医療技術を教えたりすることにより精神的に活性化される。病棟、外来の雰囲気が清新になる。

メリット⑷は、医師供給機関でもある大事な大学医局との関係を病院が維持できるということである。

反対に、デメリット⑴は、経験の浅い医師に、患者の診療をある程度任せるわけであるから、医療の質の管理が難しい。いくら優秀な能力をもっている医師だとしても、初めから全てうまくできるというわけにはいかない。指導者がつくのはもちろんであるが、リスク・マネジメントの観点からすれば心配なところである。充分な教育カリキュラムの導入やクリティカルパス（検査、治療を標準化し、手順をあらかじめ大体決めておく）の利用というような、医師による医療のばらつきを抑制するようなシステムを導入するなどの対策が必要である。

デメリット⑵は、深刻である。大学医学部に進学する学生は、一般に試験の成績がよいとされているが、その他の人間性、社会性は医師免許を取得し、医療の現場に立つまで評価される機会は極めて少ない。幼稚園から大学にいたるまで、試験の成績がよいというだけで良い子として育てられ、家庭でも学校でも大事にされてきているのだが、そのため、人間性、社会性は二の次になってしまうことがある。

以前、子どものしつけは家庭がするのか学校がするのかという議論があったと記憶しているが、人との接し方や社会人としての常識を、研修病院で先輩医師から受けるという事態が生じている。社会性となると医師として致命的な者もたまにいる。患者とコミュニケーションがとれない。他の医師との口の聞き方も知らないという者もいる。ある程度は指導医が矯正するが、残念ながら矯正不可能と判断せざるを得ない場合もある。一割弱の研修医の問題ではあるが。

研修期間は二年から三年で、研修が終わると大抵は大学の医局に入局する。この時点で将来の専攻と道筋が大きく決まってくる。どこの大学のどの医局に入局するかは、研修期間の過ごし方でこれまた大きく影響を受けるのである。研修開始時に内科系にするか外科系にするかは大体決まっていることが多いが、内科の中の消化器なのか循環器なのか、その他なのかということを研修期間で決めていくのである。だから、研修期間に将来が決まると言っても過言ではない。

彼らはフットワークが軽いのが身上である。経験が足りない分を行動量でカバーしている。また、患者にこまめに接することを心がけることにより、指導医よりも患者に慕われるということもよくあるのである。

研修医はいずれ日本の医療を背負っていくのだから、研修病院で修練してもらわなくては困る。そして、数年後には患者を治療し、新たな研修医を教育していくのである。

医療と研修医の教育は別の次元の問題である。医療は患者に医療メリットを供給するためにあるのであって、研修医のメリットを目標にしたものではない。研修医もやがて熟練した医師になって患者のためになることは理屈の上では議論可能であるが、とりあえず具合の悪い患者を前にしては説得力に欠ける。しかし、研修医は実地修練をしないといつまでも研修医のままである。患者のために検査治療をするということと、修練するということは、大きな矛盾を抱えている。

研修医は、二年目以降は支障なく一般診療ができる。そして、最後に私自身もかつて指導医を手こずらせた研修医であったことを記しておく。

◆女医さん大幅増

女医が増えている。十数年前までは、私の同級生で女性はちょうど一割だったが、最近は大学にもよるが、二割から五割弱だそうである。隔世の感がある。初めに断っておくが、私は少なくとも自覚している分において男女の差別の意識はないので念のため。むしろ、女性が進出することが社会の閉塞感を打破するキー・ポイントではないかと思っている。もともと、女性の方が勤勉であるから、大学の入学者に女性が多くても不思議はないのである。

男性と女性の定員が別々に決まっているわけでもなかったので、医師を志望する女性が増えたという単純な因果関係にあると言ってよい。私の同級生の女医学生たちは今よりよっぽど珍しい存在であったが、皆聡明ではっきり言って落ちこぼれ寸前であった私には非常に眩しい人々であった。

試験の前には、彼女たちが真面目にとったノートのコピーが回り、これまたはっきり言って勉強よりクラブ活動が忙しかった私には、コピーを手に入れることが試験のパスに必要であった。何とかぎりぎりながら試験を通って医師になれたのは彼女たちのおかげである。

ところが、女医学生が増えてきたのだが、志望者が増えた理由が私にはあまりよく飲み込めていない。女性は結婚した場合、主婦業と出産、子育てなどのいわば男性からすれば、一つ二つ仕事が多かった。だから、医師の仕事が楽になってそのような主婦業と母親業を気兼ねなくできるようになったのだろうか、そんなことはないに違いない。医師の仕事は今も昔もきつい部類に入ると言っていいだろう。勤務時間は昼も夜もだから、昼は市役所で働いて夜はスナックでバイトをしているようなものである。それも毎日である。

私の周りにも女医が増えてきた。増える一方である。プラトーに達するまでしばらく増え続けるだろう。前述したように男も女もなく、ばりばりと仕事をこなしている。それで感じるのだが、これも前述したとおり男女差別の自意識はないのだが、本来男と女では物事を考えるスタイルというか、脳の働きが違うはずである。どちらが良いとか悪いとかいうことでなく、医師に向いているとか向いていないということでもなく、通常の社会では同じことを問題として対処するために考える時、男と女では異なると思うが、そういった違いを周りの女医からあまり感じることがないように思う。女である彼女たちは、女性の感性をもちつつ、いまだ男性社会の医師集団の中で男性的考え方への順応をかなりのレベルで果たしていると思う。男性社会で成功していくためには、まず自分を表出していく時に違和感を感じられないようにする必要があるが、うまく処理していると言える。仮に医師集団が男性社会でなくなれば、このような配慮はいらないはずであるが、さしあたっては必要である。一方、この対応がまだ未熟である場合、医師集団で女性が活躍の場を確立していくことは困難であるように思える。

いずれにしても、さまざまな側面においてこれから標準化されていく医療の中で、女と男の医師がどのように作用しあい、よりよい医療を提供していけるようになるかに課題があると思う。

◆看護師

最近、看護婦から看護師と名称が変わった。

看護師を一つの範疇に規定することは難しい。看護師を「規定」するなどと言うと失礼に聞こえるかもしれないが、我々医師も何かに「規定」されている。定義とも言えるかもしれないが、看護師免許、医師免許で定義されると言うならば、「規定」する必要がある。なぜなら、同じ職場で働きながら、仕事を分担していく上で、どの仕事をする人なのかを明らかにする必要があり、感情的摩擦を未然に防ぐことも必要であるからである。

患者一人当たりの、看護師の数は医師の数より多い。と言うことは患者と触れ合う機会が多く、時間が長いのも看護師である。患者の病院の印象は、医師と看護師の態度によってほぼ決まる。したがって私のような態度の悪い医師は看護師に随分助けられていることになる。

最初に述べたように、看護婦から看護師に名称が変わった。男性の看護士もいたが、看護師であれば、性別を意識した表現にならずにすむ。歴史的には看護は女性からされてきたものであるが、現在の看護士の確立からすれば当然の改称と言える。また、「師」の方が上品な感じがする。

私が中学生の時から愛用してきた国語辞典を開くと、看護婦は「医師の手伝いをする、患者の看護をする」と書いてある。漠然とした表現であるが、「医師の手伝い」という表現に抵抗を感じる看護師も多いと思う。実際には、病院機能のほとんどは看護師によって成り立っていると言っても過言ではない。最近は、看護師は医師とは独立した職種である、というのが一般的とされている。「独立した」というのが、難しい表現であるが、専門職としての仕事の領域は、医師の仕事の領域とは以前から異なるので、昔から「独立していた」とも言える。それがあらためて「独立している」となるのは、昔あったような医師に従属していたような関係にないことを「確認」しているのである。公立病院では以前から「看護科」として、医師の「診療科」から独立していたのであるが、さらに声高に言われるようになっている。しかし、開業医の診療所においては、労使の関係で看護師は雇用される側であるから、医師と看護師の専門職ごとの独立性とは大きく状況を異にしてくる。

抵抗感をもたれることを覚悟し、一歩踏みこんで書かせていただく。ひと言で言えば、プライドをもち主張するようになってきている。プライドと言うと、否定的な語感があるが、そうではなく自信をもって仕事をしていることの表れである。看護師を規定しにくくしていることの一つに、仕事への意識が各人多様であるということもある。プライドのもち方も百人百色である。看護研究を一生懸命やっている人もいれば、そうでない人もいる。私的には、看護研究は日頃の業務を客観的に評価したり、問題意識をはっきりさせて業務の改善が図られるところに意味があると考えている。そういった意識のもち方は各々差が大きいと思う。また、そういった意識だけの問題ではなく、四年制の看護大学を卒業する看護師も看護学部、看護大学の増加とともに増えている。現場における差異については、私も論ずるに要領を得ないが、学問的、自有り体に言えば論理的な基盤の上に看護を行なえるということであろう。さらに、自分の身の回りの仕事だけでなく、病院環境への配慮、整備を看護の目から求められていることの表れでもある。

日常の診療においては、指示を出すのが医師であり、指示を受けるのが看護師であるが、独立性は各々の専門性のもと、尊重されるべきものと思う。だから、患者を前にした時、協力して診療にあたることが遵守されればよいと思う。医師と看護師のどちらの仕事でもあるようなものと、どちらの仕事でもないようなものとがあるので、独立性を主張しすぎると、一つの医療として一貫性や効率が損なわれるような危惧を覚えることもあると思う。

一般的に、医師と看護師の関係は昔はウエットで、今はドライであると思う。仕事が終わるとみんなでよく飲みに出かけ、仕事中も「○○ちゃん、これやっといてくれる?」「指示が出るのが遅いけど、××先生の頼みなら仕方ないわねえ」などと、融通が利いていた。しかし、最近は「この指示は出すのが遅いので、受けられません」と言われることもある。医師は一人ひとりの患者に対して、ずっと主治医であるが、看護師は一日三交替で患者の容態が悪いままなのに、「じゃあ、お先します」などと言われると寂しい気持ちになることもある。しかし、そもそも職種が違うので、よく言うと独立性があり、勤務形態が違うので仕方がないと納得するしかない。そこを割り切らないと、話が前に進まないのである。ドライならドライでよいこともある。指示を出したら、責任をもって指示を受けてくれるということであればよいのである。

いずれにしても、医師と看護師の関係は変わりつつあるのだと思うし、それが患者不在の、各々の単なる自己主張につながらないようにしないといけないだろう。

◆開業

医師が他の公務員と決定的に違うところの一つは、開業という選択肢がある点である。開業するかしないか、いつ開業するか、どこにするか、ということが多くの勤務医が人生設計において一度は考える岐路である。大学の同級生も何人かはすでに開業している。

親戚にも開業医がいる。私などからしてみれば、広い敷地に大きな建物の住宅付き病院で、築三十年だか四十年だかどうでもよいくらい老朽化し、しばらく放っておかれたという私の今住んでいる官舎とくらべれば御殿のようである。中に入ると、看護師もピンクの服を着ていて、雰囲気も随分違う。大事なことを言えば、経営方針から内容まで開業医本人に決定権がある。院長や県のお役人の顔色をうかがわなくてもよいことは、何にも代えがたい。

開業の契機となるのは、病院での仕事に新鮮なものがなくなってきたり、上のポジションが不動で、年齢が上がったのに相応なポジションがないということだと思う。さらには、体力的に病院勤務が難しくなってくることもある。ほぼ三百六十五日二十四時間、ポケットベルを持ち歩き、呼び出される可能性が常にあり、そして実際に呼び出される。四十歳を超えたあたりから、体力的にきつくなってくるのである。さらに、病院勤務では治療がうまくいっても、感謝の言葉を聞くのは一、二割だが、医療ミスでなくても治療結果がうまくいかなければ、すぐにトラブルになる。

また、医学の進歩は早く、遅れないようにする日々の努力も大変である。精神的負担も大きく、負担を強いられている重労働と、昨今低くなる一方の医師の評価が割に合わなくなってきていることに気付き始める。

ところで、私は不思議なことに開業医になりたいと思ったことがない。正確に言えば二、三日考えたことはある。しかし、自分には無理と思って考え直してしまう。大学の医局にいた頃は、皆生活費をつくるため、公立、私立を問わず病院に診療、当直のアルバイトに行き、開業医にも行った。

「開業もわるくないな」

と思った。わるくないな、と思ったがやりたいとはなぜか思わなかった。自分の医院という城で一国一城の主である。しかし、開業は自分の能力を超えている。

だから、

「院長、今日もたくさん患者さんが来ています」

「うちはいつも混んでいるね」

「今日もしっかり頼むよ」

などという日はおそらく永遠に来ないだろう。いや、多分来ないと思う。


なぜ開業へ気が向かないかと考えてみる。まず第一に不精というのがある。とくにお金の計算はからきしだめだ。開業すれば、収入と支出の計算をしなければならない。本来、計算は不得意な方ではないがお金がからむと、とたんに計算する熱意が失われてしまう。給料が変わろうとも生活の質はまったく変わらない。増えたり減ったりする給料の分はどこか知らないところへ消えて、いつも差し引き0に限りなく近い。とりあえず生活できればいいと基本的に考えている。貧乏するのも贅沢するのも面倒くさいのである。お金のあるなしで自分が立派になったり、つまらない者になるわけでもないと、たかをくくっているのである。

それに、人を雇わなくてはならない。仕事をしてもらって、給料を払えばよいというものでもないだろう。従業員は給料をもらって生活が成り立つわけだから、何かとてつもなく重大な責任を負うようで、考えただけで押しつぶされそうだ。

また、自分は本当はそれほど愛想の良い方ではないから、患者があまり寄り付かないのではないかという不安もある。今でも苦労しているが、患者への笑顔のサービスも最小限にとどめるのではないかと心配している。

つまり、自分は開業医には向いていないと思う。町医者を軽んじているわけでは決してない。自分がその資質を備えているならば、進んでやりたいのだが、資質がないからできないのである。もし似たような者になるとしたら、医者の少ないどちらかというと辺鄙な地域の公立の診療所の医者だろう。なぜ、医者が少ない方がよいかと言うと、いるだけで喜んでくれるだろうということであるし、公立というのは、前述したとおり経営という名のお金の計算が私はできないからである。

いろいろな理由で病院を辞めて、開業する。開業する頃の医師は、医療をとりまくおかしなことに気がついている。しかし、言って改善されることもないだろうという諦めもある。言う方も、言われる方も嫌な思いまでしたくない。それであれば、言いたいことは胸にしまって黙って病院を辞めて開業した方がよいとなる。さらに、開業して診療所で診察した方が患者との良好なコミュニケーションを保てるであろうし、他の医師に検査などを頼まなくてもすむ分、より責任のある診療もできるのではないかと思う。

◆医師の仕事はクリエイティブか

医師の仕事はクリエイティブとは言えないだろう。確立された治療法をどれだけ遵守するかが重要である。エビデンス・ベースド・メディスン（Evidence Based Medicine＝根拠に基づいた医療）と呼ばれるものである。自分の経験や勘をたよりに治療する姿勢は現在では否定される傾向にある。与えられた状況でエビデンス・ベースド・メディスンを組み合わせて、いかに患者を治療するかにスマートさがある。エビデンス・ベースド・メディスンが蓄積、確立されていない病態にのみ、専門医の経験、勘、創造性によってもたらされる治療の適応がある。

だから、医師は大抵クリエイティブである必要はない。もし、クリエイティブな治療を行なっても、評価される機会は極めて少ない。評価は、エビデンス・ベースド・メディスンであるかないかだけにかかっている。

時々、もっとクリエイティブな仕事をしたいと思うこともある。手技的な熟練はものにもよるが、数年から十年くらいでプラトーに達する。

それより病院の中で最近とみに重要視されているのが、医療の質管理、つまり、リスクマネジメント（危機管理）である。

第7章 医師会勤務医部の試み

企画(1)

病病連携、病診連携懇話会

今年で、一関市医師会理事（勤務医部担当）三期目（一期二年）となった。こういうと偉そうであるが、私の場合は他医師会と違い、適任かどうか分からない。たまたまお鉢がまわってきたという次第であるが、荷が重いと正直思った。

目立つ活躍など、初めから誰も望んでおらず、望まれることと言えば、勘違いして偉そうにするな、ということであろう。一期目の二年はさすがに萎縮し、かしこまっていたが、私の性格からして、かしこまるのもそうそう長続きしなかったようである。期待のないところに失敗はない。普段より自分の中で温めているものを、この望外の地位を利用し企画、コーディネートすることにした。しかし、医師会の先生方、医師会事務局の方々には大変なご苦労をかけてしまい、申し訳なく思っている。

まず、「病病連携、病診連携懇話会」である。

病病連携、病診連携とは、病院と病院あるいは病院と診療所が、補完しあいながら地域医療を維持しようというものである。しかしながら、何を連携するのか、病院の内状が分からないのでは連携のしようがない。意外に思われるかもしれないが、他の病院内のことはほとんど分からないのである。

そこで、各病院内で行なっている特別な検査や治療を発表してもらい、病医院間で知ってもらうという趣旨で企画したのがこの会である。

平成十二年七月二十八日、この会は開催された。一般演題は、病院紹介、特殊外来紹介、診療案内からなり、四病院、十人の医師から独自に行なっている診療のお話をしていただいた。血液疾患外来、骨粗鬆症《こつそしょうしょう》外来、アルコール依存症外来、児童外来(精神科)など、実際担当している医師自ら診療内容を発表してもらうというのは、これまでなく、患者紹介など普段の診療に充分役立つものであったと思う。二百人を超える医療従事者の出席があり、盛り上がりの点でも満足のいくものであったと考えている。また、特別講演も「緩和医療と在宅ホスピスケア」という題であったが、今から見ても色褪せない内容と記憶している。

企画(2) 市民フォーラム「今、癌終末期医療を考える」

これは、平成十四年一月二十六日に開催されたもので、四百人を超える市民(周辺市町村を含む)の参加があった。全国的には、癌終末期の緩和医療は随分と浸透してきているが、まだ馴染みの薄い当地方の市民の方々に、必要性を問いかけるという趣旨で企画したものである。盛岡でご活躍されている開業医の先生に特別講演をしていただき、パネルディスカッションは、病院医師、診療所医師、病院看護師、訪問看護師、患者遺族に参加していただき、会場からの意見を交えながら討論を行なうものであった。

終了後のアンケートは百四十六人から回答をいただいた。

フォーラムについて
有意義であった　百十七人
少し有意義であった　十六人
期待はずれであった　四人
という結果であった。
有意義だとの回答には、終末期医療、緩和医療の必要性と現状について理解できた、医療の主人公は患者本人ということが再認識できた、というものがあった。期待はずれと回答された理由として、もっと患者サイドの話が聞きたかった、学会向けのような話であった、専門用語が説明なく使われていた、というものであった。

緩和ケア病棟は必要ですか
必要と思う　百四十四人
必要とは思わない　〇人
現時点では分からない　二人

在宅緩和ケアを必要と思いますか
必要と思う　百三十人
必要とは思わない　三人
現時点では分からない　十二人

緩和ケアは、患者、家族の必要性に応じて行なわれるものであり、理解を得られるよう、今後も講演会などを企画していきたいと考えている。

企画(3)
市民フォーラム「市民参加型医療へのプロローグ」

これは、平成十四年十一月九日に予定しているものである。医療側から患者へお仕着せの医療を行なうのではなく、患者側から出された要望を生かしながら、地域の医療をつくろうという趣旨である。

このため、パネルディスカッションで発表していただける市民（周辺市町村を含む）を公募する形をとろうと考えている。公募に応じる市民を交えてディスカッションしたい。住民広報で、公募の内容を掲載することにした。

救急医療、夜間休日診療、介護保険、医療連携などは、市民が疑問に思っていることが多いはずである。市民が疑問に思っていることは、医療側も疑問に思っていることが多い。なぜできないのか、という疑問を市民と医療側が同じ視点から見ることができれば良いと思っている。

第8章

病気と健康

◆病気になるということ

患者に病名を告げると、

「何が悪かったんでしょうか。やっぱり食べ物でしょうか」

と、よく聞かれる。

何も悪くなくても病気になる時はなってしまうものである。たしかに生活習慣病と言われるものもあり、摂取カロリーのとり過ぎ、運動不足、睡眠・休養の不足、アルコール摂取過多、ストレス過多などはあらゆる病気の原因または誘因である。

その一方で、それらのことを気をつけていても病気になることもある。多くの癌や膠原病《こうげんびょう》など、その人が不本意ながらも持ち合わせてしまった素因によって発症してしまうものである。さらに、糖尿病、高血圧、高脂血症などは、摂取カロリーのとり過ぎ、運動不足が大きな誘因になるが、発症する人と、しない人がある。極端な例では、暴飲暴食し、運動もほとんどしない人が糖尿病、高血圧、高脂血症に無縁な場合もあり得る。

人々は常に原因があって、その結果としての病気があると考えようとする。その原因をつくり出してしまった自分を、何らかの思いで振り返ってみようとする。

しかし、病気に関しても、世の中は決して平等にはできていないのである。無論、摂取カロリーのとり過ぎ、運動不足、睡眠・休養の不足、アルコール摂取過多、ストレス過多に気をつけなくてよいということではない。自分の気をつけられる範囲で健康管理をし、健康管理がかえってストレスにならないようにするほかはない。それでも、病気はやってくるかもしれない。少しの諦めの境地も必要である。

子どもの頃から病弱であっても体をいたわって長生きする人もいるし、生来健康であって、病院とは無縁の人でも、病院に受診した時には根治のできない病気にかかっていて、人生を病気にもっていかれる人もいる。

何人《なんぴと》も、いつどのような病気に遭遇するかは予見することはできない。分別くさいが、今日健康であることを喜び、悔いがないよう生きることとしかない。

◆病は気から、気は病から

古来、「病は気から、気は病から」と言われてきた。このことは、科学的にも証明されてきている。ストレスが潰瘍を始めとする多くの病気を誘発することは知られている。さらには、乳癌などの悪性疾患では、配偶者の死などの極度のストレスが発症頻度を上げることも知られている。ストレスが免疫を抑制してしまうのである。また、ストレスはノルアドレナリンなどのホルモンの分泌を亢進させ、高血圧などを引き起こす。ホルモンの分泌において、ストレスの影響を受けないものはないと言ってよいくらいである。だから、普段から精神衛生が健やかに保たれていれば、余計な病気になることを予防することができる。

さて、病院に通院している患者はすでに病気にかかっているわけだが、病気も精神状態におおいに影響を与える。自分が風邪をひいて高熱でうなされている時、卑近な例で申し訳ないが、二日酔いで具合が悪い時、正常な思考ができない。視野が狭くなり、他人のことを思い遣ることができなくなる。自分のことで精一杯になってしまう。

病院はそういう人でいっぱいである。普段健康な時は他人を思い遣るような人が、具合が悪くて少々考えが狭くなっている。また、自分が患者でなくても、家族が具合悪いために、気持ちにゆとりがなくなっている人も多く集まっているところである。

そういうところなのだと、割り切って考えるしかない。あの人はおかしいとか、常識がないとかいうことは言ってはいけない。病人と家族の数が多い分だけ、気持ちの余裕のとりづらい場所なのである。そう考えると、気持ちが楽になるのではないか。そう、仕方がないのである。

◆健康食品

健康食品はさまざま出ている。健康増進のための予防的なものから、糖尿病や肝炎、さらには癌に効くというものまである。アガリクス茸のような茸類、クロレラ、深海サメのエキスなどなど。患者の中には診察時に持参して飲んでもよいか、効くのかと聞く人もいる。見たことも聞いたこともないような怪し気なものもある。気になる人も多いと思うので、私なりの意見を書いてみる。

まず、効くかどうかだが、総論的に効くものも含まれていることを否定はできない。効く人がいるかもしれないが、効かない人もいるだろうということである。新聞のチラシや本の宣伝で効くと書いてあるが、文面通り効くとは言いきれないだろう。

そもそも、プラシーボ効果といって「薬だよ」と言って患者に薬効成分の入っていない粉などを投与しても、患者にある程度、有効な作用があることが分かっている。

薬を飲んでいるという、精神的に前向きな変化が作用を及ぼすことが知られている。そういう作用も無視できない。

しかし、薬効として有効であるものもあると考えられる。血糖の降下作用があるものもあるだろう。肝臓の数値を下げるものもあるだろう。では効くかどうかはどう判断したらよいか。杓子定規な感を否定できないが、科学的論文があるかどうかに拠るほかないだろう。外見は同じで、中身が有効と思われる成分の入っているものと入っていないものを多くの患者に飲んでもらい、統計的に有意差（ある危険率で差があると言ってよいかどうかを決める計算。ちなみに有意差があっても症例を重ねるうちに差が認められなくなることもある）があるかどうかを見る。そこで差があって、調査の方法が適当であると認められれば、効くことの根拠が初めて認められるわけである。そういう根拠（証拠＝エビデンス）があって初めて患者に内服などを勧められるわけである。

であるが、患者自身の信念や要望、中には医師の経験により内服にいたる場合もあると思う。その権利まで否定するわけにはいかない。大事なのは「疾病の予防」として、「良性疾患の治療」として、「悪性疾患の治療」として使用する場合に、それぞれ注意点があるので留意しなければならない。

まず「疾病の予防」として内服している場合、エビデンスのはっきりしないものが多いと思う。内服することにより、疾病が予防されたかどうか判断が難しく、いつまで内服したらよいのか分からないので、結局内服し続けねばならない。なかには高価なものも多い。この場合、本人の信念で内服し続けるのは本人の意志を尊重することになるが、飲み続けることの根拠を探す方が難しいと言える。

次に、糖尿病、慢性肝炎などの「良性疾患の治療」に内服する場合であるが、確かに作用が認められるものもあると思う。糖尿病の治療薬の作用機序自体がさまざまにあり、単純なものでは糖の吸収を阻害するものまであり、何がどう糖尿病に効いてもおかしくない。

また私の患者のなかには、C型肝炎のGOT・GPT（肝機能の検査値）が、ある健康食品を内服してから三ケタから正常範囲内に入り、内服中は正常を維持し、内服を中止したら悪化したということもあった。C型肝炎ウイルスは消えてはいなかったが、この症例については有効であったと考えられた。

　こういった症例を経験すると、他の患者でも試してみたいと思うだろう。しかし、問題は病院に通院していた患者が、自分で健康食品を飲んでいることでよしとしてしまい、検査を受けなくなってしまうことである。健康食品が仮に効果があったとしても、それが病院での治療をやめてもよいレベルまで改善しているかどうかが問題である。糖尿病であれば、合併症が進行し、失明、足壊疽《えそ》、透析を必要とするような腎疾患などになる可能性もあるだろう。慢性肝炎では、肝硬変、肝臓癌の発見が遅れ、致命的な状態に陥る可能性もあるだろう。患者の自己判断は禁物である。

　そして最後が「悪性疾患の治療」を目的とする場合である。この場合、問題はシリアスである。「○○を飲んで癌が消えた」などの文句が新聞を彩る。「末期癌が消えた」というものもある。末期癌となれば、現代医学で根治の希望はない、という状況であるから、消えたなら非常に衝撃的である。延命効果や症状が楽になったというのもある。こちらはあり得るかなとも思う。延命は、症状が楽にならなければ否定される傾向もあるので一概に評価できないが、症状が楽になるのは評価できる。

さて、末期癌であるが、病理検査で癌細胞が出ているという裏付けがあるかどうかの問題がある。胃や腸では、内視鏡で組織検査をするので、癌細胞が出れば癌であるが、胆嚢、膵臓、胆管、骨などでは容易に組織検査ができないので、CT、造影検査などから総合して診断することもあり得る。したがって、最初から癌がなくても炎症性の変化を悪性疾患の所見ととらえることもあり得るのである。また、絶体絶命の状況であるので、百人のうち一人でも効果があると考えれば使用する意味もなくはない。

また、告知をするケースも増えてきているが、患者または家族が何かにすがりつきたいという場合もある。「治したい」「治してあげたい」という気持ちは貴重なものであり、否定できないものである。したがって、内服を中止するよう指示することは私の場合はない。

健康食品はどの程度効果が実証されているのか、価格は高価過ぎないか、患者、家族の気持ちを尊重すべき状況かの中で混沌としている。判断の材料が少ないのが本当のところである。

第9章
これからの医療

◆医療へ吹く風

医療に吹く風は、ひと言で言えば厳しい。追い風、順風であることはほとんどなく、向かい風が時に雹《ひょう》を伴って顔をなぶりつけてくる。台風のような嵐に姿を変えた時は、全てをなぎ倒しながら去っていく。どうして医療に吹く風はかくも、医療に従事する者にとって辛いものなのだろう。

『北風と太陽』という〝イソップものがたり〟があった。北風と太陽が旅人のコートを脱がせるという競争をした。北風は猛烈な風の力でコートを飛ばそうとしたが無理であった。太陽はかんかんと旅人に照りつけ、旅人は暑くてコートを脱ぐというものであった。医療という医者の牙城を暴き開くため、世論という風が吹き付ける。医療という得体の知れない怪物を相手に周りの人々が躍起となった。医療界を仕切る医師たちは、もとより歴史的に閉鎖的で情報公開にはそもそも反対であった。しかし、時に露見する失態で市民の突き上げに遭った。ますます頑なに情報公開への扉を閉ざし、両者の互いの疑念は高まる一方であった。

そうこうするうちに医師の中にも情報公開に賛成する医師が出始めた。初めのうちは、突発的にただ内情を暴露する内容の内部告発が多かったが、次第に情報の共有を目指す方向性ができた。情報公開を始めてみると、医師の側も医療が民主化され、そのために標準化がはかられ、医療が息のつまったものでなくなり従事しやすくなった。市民もそれまでは、何かあった時のみ新聞などで情報をつかむ程度であったが、何か特別なことがなくても、日常的に医療に関する情報を手に入れることができるようになり、誤解と無用な心配が少しずつ少なくなったような気がした。

その時、医師と患者は今まで事あるごとに、睨み合いを繰り返してきた対峙の関係がなぜあるのか分からなくなった。医療は医師と患者が争うためにあるのではなく、病気という共通の敵と闘うためにあることを思い出した。

太陽である市民が、コートを固く閉ざした旅人の医師と心を同じくした。その時から、医療に吹く風は柔らかでたおやかなものとなった。

私はそのような医療環境が望ましいと考えている。

◆医師を志す人へ

この本をとってページをめくってくれたあなたは、どのような方であろうか。一般の市民の方だろうか。医者を志望している中学生、高校生であろうか。あるいは、もう大学医学部に入学して勉強している医学生だろうか。医療関係者だろうか。「医者になろう」と「なれる」には若干のギャップがあるのは事実だが、それより大事なのは、なってから「こんなものだったのか」と絶望しないことである。「医者になりたい」と「医者はこんなものだったのか」には、医療を考える糸口がある。

医学部に入った時点で、潰しの利かない将来の道を選択したも同然である。医学部に入学してしまえば、医師免許を取って医師になる以外に他にほとんど選択の余地はない。医学部に入学した時点で、ディズニーランドのビッグサンダー・マウンテンに乗ってしまったのと同じなのである。途中下車はできない。暗い洞窟を抜けるとジェットコースターは急峻な崖に張られた線路に沿って滑り落ちていく。悲鳴を上げようが、目をつぶろうがジェットコースターは止まらない。

医者が尊敬され、患者に感謝されるばかりの時代がかつてあったかもしれない。医者だからと何事も大目に見てもらった時代もあったかもしれない。私が医者になった頃、そんな名残がまだあった。今となっては他愛のないそんなことで、医者というものは苦労してなる価値があるものだなと誤解した。また患者に感謝され、本当にやりがいのある仕事を手にしたんだとも思った。しかしながら、昨今の医療において医師と患者の対峙がきわだつようになり、何の落ち度がない場合もクレームがつき、肩身がせまくなったような気分を味わうにつけて、これだけ精神的、肉体的負担を強いられながら、日々の所業が報われているといえるのだろうか、と自問することが多くなった。

医療をめぐって患者と医師は当分、小競り合いを続けるだろう。争いそのものには意味がないと恐らく知りながら。言われる一方の医療界ではあるが、医師たちの大部分は心ある人々である。そういった人々が安心して仕事ができるような環境の整備もこれからなされるかもしれない。しかし、医者になるためにまず必要なのは、言われのないクレームを浴びつつも患者を治療したい、癒したいという決意だと思う。

「こんなにしてあげたのに感謝してくれない」ということは日常茶飯事である。それでもこの仕事をしたいのかと自問するがよい。「愛」とは相手のことを考えること、「恋」とは自分の気持ちを相手に伝えたいと願うことと、テレビで知ったかぶりのように誰かが言っていた。そんな安っぽいフレーズがそのまま、医者になるべきかどうかに当てはまる。人に好かれることばかり願っている人には、医療の現実は厳しい。裏切られても人を愛することができないと、この仕事は勤まらないのではないか。医者という虚飾の幻影を恋して医者になっても、その仕事は辛いことばかりである。

付録

非名医的私的生き方論

何かを意図して、あるいは誰かから使命を預かってこの世に生まれてくるわけではないので、生きることに目的など最初からない。では、生きているうちに目的が出てくるのかと言うと、やはり生きること自体に目的などない。生きて何かすることには目的は出てくる。

末期癌の患者が自分の病名を知り、

「どうしてこんな病気になったんだろう。家族に迷惑ばかりかけていただろうか」

であるとか、

「自分の人生はいったい何だったんだろう。残された人生をあなたらしく生きなさいと言われても、何をしたらよいか分からない」

と言ったことがある。

普段、何となく暮らしていて、生きることは永遠に約束されていたかのような時には、生きる意味とか目的などは考えたりはしない。人生が限りあるものと知った時、その意味と目的を問う。

生きることそのものには、最初に言ったように目的などない。五十年生きようが、百年生きようが、目的とは無縁である。存在し続けることそのものには目的はない。生きて何かをし、あるいは、しようとして意味がついてくる。

目的はないが、少しの意味はある。

では意味とは、何か。自分が本当にしたいことをすることである。趣味でも仕事でもボランティアでも、何でもよい。

しかし、本当に自分がしたいことは何かを自分で気付くのが実に難しいのである。雑多な〝しがらみ〟の中で、抑圧された意識下にそれが隠れていることが多い。自問自答しても容易には出てこない。自分が本当にしたいことを分かる技術が、世の中で一番大切な技術ではなかろうか。

自分が本当にしたいことをするというのは、自分を表現するということである。誰かに見られるために演ずるのではなくて、自分のために行なうことである。

それは、家族のためにおいしい食事をつくることであったり、立派な橋を造ることかもしれない。また、病気になった身であれば、自分がいることにより家族が安心したり、喜んだりすることである。

毎日、自分を表現し続ければ、いつ命を落としても悔いはあまりないだろう。本当は死ぬことは怖いけれど、いつ死ぬかなどは、前述したように本人は決められないのである。

私は、みんなが人生の意味を見つけ、自分を表現できるものではないと考えている。しかし、末期癌になって初めて人生の意味を問い、残された人生に意味を見出せないもどかしさを味わうならば、今こそ、その作業をすればよいのだ。

生きることそのものが目的となれば、行動規範はなく、他人を踏みにじってでも眼前の私利私欲に飛び付くことしかできなくなる。悦楽はたまには必要かもしれないが、あとには何も残らない。もし悦楽のみ追いかける日々を過ごせば、明日、末期癌と分かった時、数倍の空しさを感じざるを得ないだろう。

人生の無目的性を憂い、悲観的になるのは意味がない。死は人生の終着駅であるけれど、そこに目的の達成された記念碑などない。人生自体には目的などなく、自分で見つけた意味にのみ価値があるのだ。

無為に一年、五年あるいは十年以上生きぬいて、その先に何らかの幸せや喜びが待っているかもしれない。しかし、前述したように病気や事故は、本人の心掛けにかかわらず不平等にやってくる。こうなれば、明日、命が絶えても悔いがないように今日を生きるしかない。今日を生き切るしかない。自分を表現し切るしかないのである。一日でなせないことは、今日の分の準備をやり切るということである。

では、明日命がなくても悔いがない生き方とは何なのか。それは、誰も教えてはくれない。自分で見つけるしかない。そして、無為に生きることの数倍も苦しいことであるだろう。さらに死ぬほど悩んで分かっても、実際に行動に移すことはさらに辛いことであるだろう。しかし、それだけの意味がそこにあるに違いない。

あとがき

この本を書いたのは、大学病院でもなく、有名大病院でもない中規模一般病院のふつうの医者である。ふつうの患者がふつうにかかる病院のふつうの風景がこの本に書かれている。是が非でも隠さなければならない内容などはない。しかし、このような本は私の知る範囲ではあまり多くないようだ。何でもないこのような病院の中の事情やスタッフの仕事ぶりを知るだけでも、市民の方は随分と落ち着いて病院というものをイメージし直せるのではないだろうか。

本書が、地域医療を含めた医療の少しでも良い方向への問題提起および参考になれば、何も言うことはない。

平成十四年九月

阿部礼司

著者プロフィール

阿部 礼司（あべ れいし）

1962年生まれ。岩手県江刺市出身
弘前大学医学部卒、東北大学大学院博士課程修了
医学博士、消化器内科医
現在、岩手県立磐井病院勤務
市医師会理事（勤務医部担当）
市内科会副会長
岩手県立病院医学会評議員、編集委員
日本消化器病学会東北支部評議員

一般病院での診療の傍ら、ほぼ毎年海外学会、海外医学雑誌に論文を発表している。緩和医療、地域医療に関心をもち、市民医療フォーラム（「今、地域の癌終末期医療を考える」「市民参加型医療へのプロローグ」）のコーディネートなどの活動をしている。また、医療用具の考案で特許を取得している。

医療は敵か味方か～ある勤務医からの発信～

2002年12月15日　初版第１刷発行
2003年３月20日　初版第２刷発行

著　者　阿部 礼司
発行者　瓜谷 綱延
発行所　株式会社文芸社
〒160-0022　東京都新宿区新宿１－10－１
電話　03-5369-3060（編集）
03-5369-2299（販売）
振替　00190-8-728265

印刷所　株式会社ユニックス

ISBN4-8355-4728-4 C0095